U0012533

# 特殊兒童瑜伽
# Yoga for the Special Child

唐氏症、腦性麻痺、泛自閉症及學習障礙嬰幼兒療癒法

索妮亞・蘇瑪 Sonia Sumar ◎著　　祁怡瑋 ◎譯

# 獻　辭

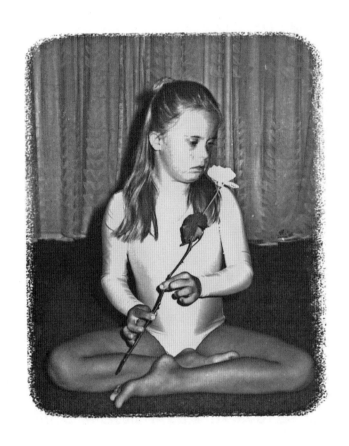

僅此紀念我心愛的女兒蘿貝塔

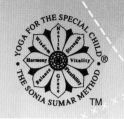

# 目 錄

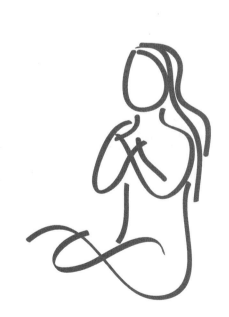

# 好評讚譽

　　很高興讀到索妮亞・蘇瑪的這本書。私底下，我都暱稱索妮亞為濕婆卡蜜（Sivakami）❶。索妮亞是一位獻身瑜伽多年的老師，我第一次去南美就認識了她。她在巴西的美景市（Belo Horizonte）為我辦了一場講座，我參觀了她的瑜伽學校，親眼看到她為神的特別孩子所做的美好服事。

　　有特殊需求的孩子也是神的孩子。他們也是神依自己的形象創造出來的人類。他們或許有一些身心方面的限制，但這只是他們面臨的挑戰，並不能用來定義他們是誰。本質上，我們都是神的孩子。在神面前，我們都一樣被愛，一樣有價值。

　　我很高興索妮亞・蘇瑪挺身而出寫了這本書，給這些有特殊需求的孩子協助與希望。瑜伽是打開任何一道鎖的萬能鑰匙。索妮亞和她的愛女證明了這一點，現在她要把她豐富的知識與個人經驗和大家分享。

　　願神保佑索妮亞繼續以瑜伽之名奉獻她的愛。願每一個練瑜伽的孩子都將潛能發揮到極致。願每個人都知道自己被神所愛，在神眼中都是獨一無二的。

沙吉難陀大師 ①（Swami Satchidananda）

寫於一九九四年七月

維吉尼亞州白金漢縣

---

編按：註號○為英譯註；●為中譯註。

❶ Sivakami，印度神話中的女神名。

① 沙吉難陀大師是一位聲譽卓著的老師及普世合一運動的領袖，透過瑜伽協助無數民眾達到更為健康和諧的身心狀態。索妮亞・蘇瑪從一九八九年起即為大師的弟子，他也一直由衷支持她的計劃及教學法。大師於二〇〇二年八月進入了摩訶三摩地（Mahasamadh），有意識地從此離開了軀體。

# 好評讚譽

在此書中，索妮亞·蘇瑪分享了多年來服務特殊兒童的經驗與成果。身為一位全心奉獻、成就非凡的瑜伽老師，索妮亞幫助許多孩童過更健康、更快樂也更豐富的生活。這都要歸功於她的教學法、她的耐心，以及她對瑜伽工作的熱愛。對父母、瑜伽老師、專業護理人員及教育家而言，《特殊兒童瑜伽》會是一件無價之寶。

我們必須提醒自己，所有的孩子在不同的方面自然都有「特殊」之處。唯有透過學著去愛、去了解，才能真正協助他們完全發揮潛能。

因陀羅·戴芙②（Indra Devi）
寫於一九九三年十二月
阿根廷布宜諾斯艾利斯

---

②因陀羅·戴芙是一位活力與魅力兼具的瑜伽老師，教授瑜伽逾半世紀。她也是首位將哈達瑜伽推廣到南美及美國的西方人。二○○一年，瑜伽之母因陀羅·戴芙以一百零二歲的高齡進入摩訶三摩地。

# 葡萄牙文原版序

　　我們都知道瑜伽對身心雙方面有多好，不只帶來健康與美麗，也帶來平靜的思緒及穩定的情緒。是透過瑜伽，索妮亞‧蘇瑪才能達到本書呈現的非凡成果。這是一首真正的希望之歌！

　　索妮亞以簡單明瞭的風格傳遞愛與蛻變的訊息。本書是直指人心的珍寶，有助於讓這世界變成一個更好的地方。

　　在瑜伽同業之間，索妮亞因為她為特殊兒童所做的工作而被公認為權威。現在，她提供真實案例的成果，這些不可思議的例子包括她的愛女及其他特殊的瑜伽學生。索妮亞所進行的任務美好、崇高而偉大，這只是其中的一部分。她已成為這些孩子的母親的楷模！她真誠的文字傳遞著崇高的訊息，教導我們要如何喜悅地接受現實，以及如何達致並保持內在的平靜。

　　若能在家遵循索妮亞的建議，全家人的健康與快樂都會獲得改善。她的作品是預防醫學及兄弟姊妹團結一心的範例，像太陽一般散發光芒、溫暖與祝福。

　　獻上我誠摯的敬意及讚賞。

葛洛莉亞‧莫雷拉教授
（Prof. Maria da Glória Moreira de Souza）
寫於一九八一年十一月
巴西美景市

# 中文版推薦序1

我從事服務特殊兒童的工作四十多年，我和大多數關心特殊兒童的人一樣，一直在尋找有效的方法可以讓特殊兒進步而且快樂、生活得滿足。當我向索妮亞老師學到「特殊兒童瑜珈」後，我在臨床上積極的使用，得到許多正面療效案例。本書精確地介紹特殊兒童瑜珈方案，循序漸進的分級課程，實在是一本太好的協助特殊兒童的實用指導。

我在鈕約市參加索妮亞老師的「特殊兒童瑜珈」師資培訓課程時，參與者多數是兒童職能治療師、兒童物理治療師，在美國，非常多有經驗的職能治療師、物理治療師選擇索妮亞老師的「特殊兒童瑜珈」師資陪訓課程當作專業繼續教育課程。因為，索妮亞老師的瑜珈方案，帶來的復健成效是非常不同的。它帶給特殊兒童和家長的平和，快樂，是傳統復健忘塵莫及，瑜珈的本質就是調適壓力讓人平靜安？，但也能夠達到充滿能量，專心的神經狀態。這就是準備好高階學習的兩大重要支柱。

著名的兒童職能治療師安·巴克琳研發出一套被鈕約市教育局及多州教育局延用的學校課程「Get ready to learn」，這是將瑜珈放在每天上課的第一堂課程，實驗證明，這樣可以幫助特殊學生有最佳的學習。安·巴克琳師承索妮亞大師，她公開感謝索妮亞老師「特殊兒童瑜珈」的貢獻，尤其感謝索妮亞老師對於後輩的感召和激勵。

我非常高興本書中譯本精心推出，期待它能夠幫助許多治療師和特殊兒童的父母親，有一套更好的方法，造就我們心愛的孩子。

吳端文

兒童職能治療師

啓端感覺統合教育執行長

寫於二〇一七年五月

台灣台北

# 中文版推薦序2

　　我一直以來都記得，當初到美國選讀兒童職能治療研究所，及回到美國工作的動機，是在找尋如何幫助特殊兒童的療癒方法，及改善特殊兒童家庭的生活品質。自從我拿到美國的職能治療師職照後，只要一有繼續進修研習的機會，我一定去學習，並將所學用在我所治療的孩童身上。一直到二〇〇七年，第一次在美國華盛頓參與索妮亞‧蘇瑪的特殊兒童瑜伽師資課程，以及之後每年的特殊兒童瑜伽師資訓練，這十年下來，我深深的體會到，特殊兒童瑜伽包含許多徒手治療及心理治療的精華，來啟發孩子的內在趨力及自癒的過程。這個瑜伽課程不僅改變孩童的身心狀態，也舒解了父母在得知孩童的診斷後所承受的心理及社會壓力，這對改變整個家庭的互動是非常重要的轉變。

　　「每瞬間，你看到孩子，也就看到了自己，你教育孩子，
　　也是在教育自己，並檢驗自己的人格」

——偉大教育家蘇霍姆林斯基

　　這段話重要地道出父母在兒童成長過程的重要性，不僅於改變兒童，父母也需要改變。

　　任何疾病的療癒及復原過程都強調身、心、靈的整合，規律的作息、健康的飲食及適當的運動，特殊兒童瑜伽課程非常重視這所有的要素，兒童持之以恆的練習所帶來的好處包括良好的姿勢、增加動作協調、肌力及專注力，還有幫助睡眠。此外，瑜伽呼吸練習和吟唱則提高副交感神經張力，穩定情緒，且促進社會互動和溝通能力。若是父母、老師、醫療專業人員也能夠練習這套方法來親自體會，就更能理解特殊兒童瑜伽的療癒效果而帶領孩子體驗身心平衡的生活。

　　在美國，瑜伽已廣泛地應用於醫療機構，大量的研究報告證實持

之以恆的練習有助於疾病復原過程及維持身體健康。紐約的公立小學做了一個關於特殊兒童瑜伽應用於自閉症兒童的成效研究，自閉症兒童每天練習十五到二十分鐘、持續十六週的結果，明顯發現自閉症兒童情緒較穩定，社交互動增加，參與動機增加。

希望閱讀這本書的讀者，可以從本書中獲得啓發並找到有特殊兒童瑜伽認證的老師一起學習瑜伽；希望所有學習特殊兒童瑜伽的家長，可以更堅強的面對每天生活的挑戰，並維持家庭裡和諧安祥的氣氛；希望所有的醫療人員，可以從特殊兒童瑜伽訓練中發現這個方法的療癒效果並與所服務的個案及其家人分享。

陳韻如　Yulene Broussard
美國職能治療師、特殊兒童瑜伽從業者
寫於二○一七年四月
美國休士頓

# 中文版推薦序3

　　二〇〇〇年因為生完老二後身體不好，接觸到瑜伽，後來不僅僅身體改善了，也發現了瑜伽的浩瀚世界。從事幼教行業多年，對於孩子有一種熱愛，他們就像是人間的天使，因為自己受益於瑜伽，所以也想要推廣兒童瑜伽。但是十多年前，台灣的兒童瑜伽並不盛行，所以二〇〇五年我在網路上找到美國的兒童瑜伽培訓，從此走上兒童瑜伽教學之路。當年上網找培訓課程時也看到了特殊兒童瑜伽的訊息，但是只是放在心裡，並未採取行動。

　　而後看到索妮亞老師受邀到亞洲地區上課，心裡羨慕的同時，也想著是不是有一天也能請老師來台灣開課，二〇〇六年開始斷斷續續寫信邀請索妮亞老師，二〇一〇年收到老師的回音，二〇一二年終於在台灣開了第一次的特殊兒童瑜伽工作坊。這一個小小的種子，終於發芽成長。也終於圓了自己的一個心願。

　　為甚麼會想要推廣特殊兒童瑜伽？其實在自己的幼教生涯中，發現有些慢飛天使，如果有早點接受到適當協助，對其身體上及自我了解上有極大的幫助。而索妮亞老師也是因為愛，才開始發展特殊兒童瑜伽，瑜伽不僅僅只是體位法，書裡面會提到索妮亞老師的帶領方式：呼吸、冥想、放鬆、唱誦等等。書本能傳達的東西有限，課程中的啓發卻讓我受益無窮。我最大的收穫是在索妮亞培訓課程中學到的五個鑰匙。在一次老師演示課時，一個重度腦性麻痺的孩童，在老師引導動作時身體出現反抗的抽蓄動作，但索妮亞老師並不急躁、也不催促，就這樣靜靜地等待，那一刻我受到了震撼，當下我看到了全然的包容、竟然有一個人就這樣完全的接納你自己，並且接受那個當下不能的你，我不禁潸然淚下，因為我們知道神經傳導及身體慣性反饋需要時間，老師在這裡讓我深刻的體驗她要送給我們的其中一把鑰匙。從那時候起，我從一個指導者，調整成為一個陪伴者、連結者。

上課不再只是想著教案上計劃的要教甚麼？哪些還沒有教？而一切以學生爲主體去思考。瑜伽是一種生命陪伴，不管學生做到多少、能做多少，只要確實做好每一個當下，就是最大的回報。

不管您是否接觸過瑜伽，誠心推薦您看這本關於愛的瑜伽書。讓愛的種子撒落在人間，讓人間的慢飛天使有愛的陪伴，也看見被陪伴的我們。

廖容實 Susan Liao
特殊兒童瑜伽台灣從業推廣者
寫於 二○一七年四月
中國廈門

# 中文版作者謝辭

　　在我的特殊兒童瑜珈中文版，我想要表達我的謝意給我在台灣最致力於推廣特殊兒童瑜珈的學生廖容實，她也是從二○一二年起特殊兒童瑜伽師資班在台灣的推廣者，感謝她為我找到了如此專業的橡樹林出版社。非常誠心地感謝橡樹林的總編輯張嘉芳和編輯游璧如的耐心及專業，將這本書以最完美的方式帶給台灣的讀者；翻譯祁怡瑋細心的將本書翻譯非常順暢易讀；陳韻如的耐心及努力協助校稿使本書將特殊兒童瑜伽方法以最接近作者教法及指導，最完整的方式傳遞給台灣讀者；蕭安淇協助陳韻如與編輯的溝通促進本書如期出版。感謝您們所有人的合作，盡心盡力的完成此書。

索妮亞・蘇瑪（Sonia Sumar）

# 作者謝辭

我想將我誠摯的謝意獻給：

我敬愛的人生導師聖尊沙吉難陀大師，謝謝他在瑜伽的學習與實務上給我的指教。

我的女兒蕾娜塔（Renata）。為她所有的支持、努力、在語言治療方面的專業，以及她對「特殊兒童瑜伽」的貢獻，我要獻上我衷心的愛與感激。

負責統籌英文版翻譯事宜的傑佛瑞・福克（Jeffrey Volk）。他的全心支持讓這個計劃成為可能。

蜜雪兒・皮爾斯・伯恩斯（Michele Pierce Burns）和潔西卡・艾朵斯坦・札德（Jessica Idstein Zander），是因為妳們對「特殊兒童瑜伽」的奉獻與無私付出，本書的修訂版才成其為可能。我對妳們兩位再怎麼感謝也不夠。願神母賜妳們愛與光、平靜與喜悅。

蘇尼塔・維斯瓦納特（Sunita Viswanath）為這個版本繪圖，將瑜伽體位法的整體更清楚地呈現出來。

世界各地所有與我教學相長的學生。

有特殊需求孩子的所有父母們。

索妮亞・蘇瑪（Sonia Sumar）

# 前言

　　我開始更深入地研究瑜伽時，發覺自己其實已經練了大半輩子的瑜伽。我生在巴西里約熱內盧郊區的一個貧困家庭，有個酗酒的老爸。我的人生並不順遂，然而，我母親是一位相當可愛而注重精神生活的女性。成長過程中，她要我務必認識因果輪迴及心靈層面的事情。在她的教導之下，我明白到如果我想在此生有所作為，就必須保有強健的體魄與清楚的頭腦。

　　由於我們的經濟情況，我的兄弟姊妹和我在完成小學教育之後就被迫放棄上學。我九歲就開始工作。整個童年和青少年時期我都在工作，如此一來才有錢讀書上大學。我亟欲找到我活在這個世界上的理由，學習人生當中我所能學習的一切。對我而言，這就是瑜伽精神的具體展現——專注在目標與成就上的清楚頭腦。經過幾年的不屈不撓與勤奮努力，我拿到了教育學士的學位。

　　我一直從大學同學口中聽到瑜伽的事，但在巴西的處境很艱難，雖然我做了很多工作，但賺的錢只夠勉強供應我的基本開銷。我開始照著男友送我的一本書練瑜伽。我的目標不只是要更健康，還希望能進一步體驗到書中提及的精神與心理層面的益處。這些益處包括正念、專注、情緒的平衡，以及內在終極的平靜與喜悅。我很快就看到了練瑜伽的成果。我開始體驗到一種思緒更明淨的境界，以及身心幸福愉快的全新感受。

　　一九七二年二月，我的二女兒蘿貝塔（Roberta）出生，促使我的練習更上一層樓，並到瑜伽學校報名上課。蘿貝塔天生患有唐氏症，這是一種染色體異常的疾病，特徵是智能低於常人以及一些生理異常。我開始不只為自己練瑜伽，更主要是為了蘿貝塔。我想找尋一把鑰匙，打開醫學認為無藥可救的疾病醫治之門。

　　我和蘿貝塔之間的練習，對我們倆而言是以自然而然的方式展

開，部分是實驗，部分是直覺。我沒有偏離傳統的瑜伽教學，只不過善用這些動作和體位，並依照蘿貝塔的特殊需求做調整。隨著我們彼此的配合與了解日漸加深，我開始看到她的肢體協調、肌肉力量和智能都有進步。受到我和蘿貝塔合作成功的鼓舞，我繼續每天和她一起練瑜伽。她的人格與個性有了不可思議的發展。看到人生的這個新方向，我決定要去上瑜伽老師的培訓課程。

幾年後，我開始在美景市的一家特教學校教瑜伽，也和那裡的許多父母、老師熟稔起來。我於一九八〇年一月開辦自己的瑜伽學校，但在那之前，我就已經接獲許多障礙兒父母的電話與信件。缺乏醫生及其他專業醫療人員的支持，氣餒的父母們轉向我尋求唯一的希望，為孩子的問題尋覓不用動手術的替代療法。由於我親身經歷過這當中的許多問題，現在我才有幫助他人的立場。

一九八三年，巴西的根基出版社（Ground Press）發行了此書的第一版，二版於一九八五年發行，一九九四年三度再版。我寫這本書的目的在於分享我為人母親的經驗，記錄我女兒的人生故事，並提供我和其他特殊兒的療癒工作歷程與方法。

現在的這個版本是英文版增訂二版，內文增加了額外的真實案例、給瑜伽練習者的細節指示，以及大量的圖片。為了容納這些新增的內容，本書分成兩個部分。第一個部分詳細記述了蘿貝塔的人生，接著是我的特殊需求學生真實案例。第二個部分是給父母、教育界人士、瑜伽老師及專業醫療人員的實務指導手冊。指導手冊當中闡述的瑜伽技巧與方法，已經證實對促進特殊兒的發展最為有效。一般而言，我發現孩子的年紀越小，瑜伽的修復效果就越大。學生進展到某一程度時，我就會鼓勵他們參加兒童的團體課程。隨著課程持續進步，學生可能可以進入成人班。我們的瑜伽風格極其溫和而安全，適合所有年齡的兒童及絕大部分的情況，除了一條墊在地上緩衝的毛巾或毯子之外，也不需要什麼特殊的裝備。

我們所有療癒瑜伽的班級都遵循一樣的基本綱要，有可能按照個別案例而做調整。依據孩子的年齡與肢體障礙的程度，練習者選擇一

種或數種例行的瑜伽練習內容，每一套動作都對應孩子發展的特定階段。嬰兒的典型課程從練習重覆的動作開始，事實上，這些動作正是個別瑜伽體位或姿勢的一部分。課程的結尾是在老師的指導之下練習放鬆。隨著孩子越來越進步，例行課程中就會加入呼吸練習、瑜伽唱誦及更完備的活動。

在我們的瑜伽中心，我們會把所有特殊兒都編進綜合班。一個班級當中有各種不同發展程度的孩子，有特殊需求的兒童或一般兒童。我們的教學法不以競爭為目的，而是鼓勵每個孩子做出個人最好的表現，著重的是和諧與合作。這種方法為建立互信及自信提供基礎，而這些正是我們的課程得以成功的重要元素。

在擔任特殊兒童瑜伽老師的四十一年中，我看過許多所謂「沒救」的案例，對設計完善的療癒瑜伽課程反應良好。然而，父母首先要對孩子進步的潛能有堅定的信念。有時候，要做到這一點很困難，尤其是在面臨阻礙與偏見時。但對課程的成功而言，父母的態度是不可或缺的元素。

藉由放下我們的恐懼與負面態度，並學習看見自己與他人的好，我們就能為積極的改變提供強大的動力。唯有透過這種超越成見與表相的能力，我們和孩子的人生才能有所改觀。願所有特殊兒童的父母都能培養出這種能力，也願這些父母與孩子都能享有真正的平安與幸福。

索妮亞·蘇瑪（Sonia Sumar）
二〇一三年寫於佛羅里達州薩拉索塔市

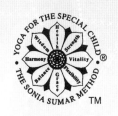

# 故　事

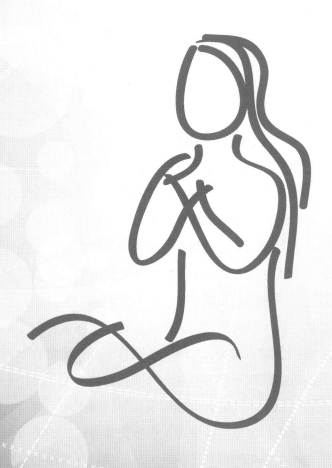

# 1 蘿貝塔的故事

## 一切的開端

我的長女蕾娜塔是個健康的孩子，於一九七○年二月三日經由剖腹產出生。一年後我再度懷孕，還以爲這次唯一的不同就是生個男孩，或者比較好生。我完全沒料到特殊兒蘿貝塔的到來會改變我的整個人生，包括我的職業生涯。

蘿貝塔於一九七二年二月二十六日生於美景市，那是一個有三百萬人口的城市，位於里約熱內盧北方約三百英里處。這座景色優美的老海港城市曾是巴西的首都。我在里約附近長大，並在里約遇到我的丈夫。一九七一年初，由於我先生職業上的轉變，我們一家人搬到美景市。不久之後，我就懷了蘿貝塔。

歷經極爲漫長而艱難的產程之後，蘿貝塔經由剖腹產來到人世。由於上一次剖腹產的傷口一直沒有好好癒合，在這第二次生產的過程中發生了出乎意料的延遲與併發症。蘿貝塔終於生下來之後，她有發紺的現象，也就是因爲血液氧氣不足，膚色呈現青紫色。此外，她的肺臟充滿生產過程中吸入的羊水，她因此被放進嬰兒保溫箱。接下來三天，她都在箱子裡吸收氧氣。

蘿貝塔出生後，我因爲產後大出血昏迷了十四個多小時，經過輸血之後終於恢復意識，這是我住院一星期當中四次輸血的第一次。醫生很擔心我的失血狀況，他告訴我在這麼虛弱的情況下，我不可能餵母乳。截至當時爲止，我的乳房都還沒有一滴奶水。

我知道蘿貝塔已經受了多少罪，很希望能盡快餵她喝母乳。我堅信喝母乳是她與生俱來的權利。此外，基於我哺育蕾娜塔的經驗，我也知道母女之間經由餵母乳能建立起深刻的情感。我祈禱自己能恢復

體力，接著就耐心等待事情順其自然發展，直到能為孩子提供必要的養分。蘿貝塔離開保溫箱的日子到來時，我已經準備好要讓我的女兒嘗她的第一口母乳了。一開始，蘿貝塔喝得很少。很快的，我就有足夠的母乳，還可以分一些給醫院裡的另一個孩子。

第一次將蘿貝塔抱在懷中，我注意到她的嬰兒反射反應比我預期的要慢許多。由於生產過程很不順利，負責的醫生不敢妄下診斷。他說蘿貝塔可能有唐氏症，但只有時間能揭曉答案。

無須贅言，沒有一個父母想要生下有障礙的孩子。無庸置疑，我從來不曾料到自己會生下唐寶寶。但另一方面，我從不後悔生下蘿貝塔，也從不認為她是一個負擔。他人眼裡的不幸對我而言既是挑戰也是機會。我不需要分析自己為什麼對我女兒有這種感覺。我就是知道，而我所知道的是這麼簡單又這麼深刻，足以掃除我所有的疑慮。我所知道的就是：我全心愛著蘿貝塔，決心做盡我所能做的一切，確保她未來的成功與幸福。

一開始，我不知道該怎麼做或從何下手。我對唐氏症所知甚少，也請不起這方面的專家。身為母親和家庭主婦，我在家還有其他的責任。但後來我明白到自己已經開始為蘿貝塔付出努力了——透過餵她母乳、撫摸擁抱她、關注她、希望她能得到最好的，以及最重要的是給她無條件的愛，接受她本來的樣子，包括唐氏症和屬於她的一切。

## 一歲

蘿貝塔出生一週後，我們出院回到我先生和兩歲的蕾娜塔身邊。我重新回到每天的家務中，料理三餐，照顧蕾娜塔。但現在我還有蘿貝塔，我渴望把全副的心力和感情都投注在她身上，覺得這對她的發展至關重要。每一個與蘿貝塔一起從事的活動都成為我表現母愛的機會。她喝奶時，我想像母乳流進她小小的身軀，讓她全身充滿成長茁壯、健康長大所需的營養。幫她換尿布或洗澡時，我溫柔地摸摸她，慈愛地唱歌或說話安撫她。只要有空檔，我就吻遍她的小臉和全身。

幾星期後，醫生做出唐氏症的確定診斷。蘿貝塔有許多典型的特

徵，包括骨架比較矮小、大腳趾和二腳趾間隔很開、顏面扁平、輕微斜眼、內眼角蒙古褶，以及舌頭常常露在嘴巴外面。她的臉部構造具有東方人的外貌特徵，這也就是為什麼會有「蒙古症」這種說法。由於隱含種族歧視的意味，這個名詞已不再普遍受到使用。

就肢體活動而言，她的反應通常很慢。當我抱著她，她的身體有時感覺就像沒有骨頭或形體──這種特徵有時被稱之為新生兒肌肉癱軟綜合症（floppy baby syndrome），是缺乏肌力所致。多數時候，她也極為被動而溫和。以上所有症狀以及向來伴隨著唐氏症的智力障礙，則是受孕時就存在的染色體異常所致。

我從未讀過任何專門針對特定障礙的瑜伽練習資料，也不熟悉它在治療嬰幼兒這方面的實務應用。儘管如此，瑜伽在我看來似乎是一套自我養成的系統，能增進專注力、肌力、彈性及肢體協調，同時又相當溫和，適合各種年齡的男女老幼練習，對我的女兒有益而無害。就恢復及保持身心的健康與功能而言，從我自身接觸瑜伽的經驗，我已經知道它的方法是多麼安全有效，而我的經驗可不是絕無僅有的特例。數世紀以來，有千千萬萬人都練過瑜伽，並從中獲益。無可置疑，瑜伽禁得起時間的考驗。

蘿貝塔三個月大時，我決定帶領她認識一些基本的瑜伽動作。這些動作稱之為「體位法」，是在毫不勉強的前提下進行，一旦覺得不穩或不舒服就不再硬撐下去。這時候的蘿貝塔連把頭抬起來都做不到，我得引導她的身體一步步做到特定的姿勢，藉此協助她練習各個體位法。我決定從倒立式開始。透過將重力倒轉過來，倒立式對內分泌腺格外有益，對腦部和中樞神經系統也很好。

我把蘿貝塔放在我的床上，將她翻過來背朝下仰躺。接著，我抓住她的腳踝，慢慢將她的身體提到半空中，直到她完全呈現頭下腳上。一開始我很謹慎，只會把她提起來十五至二十秒左右。過了大約一星期之後，我開始漸次拉長停在這個姿勢的時間，直到我一次可將她提起來幾分鐘。由於蘿貝塔沒有出現任何反效果，我繼續每天和她一起練這個動作。

　　四個月大時，蘿貝塔繼續固定喝母乳，我也開始餵她新鮮的果汁和果泥，很快她就出現便秘的問題。為了刺激她的大腸蠕動，我嘗試每天按摩她的下腹部幾次。便秘的情形漸漸改善，我也得以在她的飲食當中增加其他食物，包括蔬菜湯和穀物。

　　接下來，為了評估她的能力，也為了開發她對各種感官刺激做出反應的本領，我開始對蘿貝塔進行一連串的測試與實驗。我運用五顏六色的物體、肢體的動作，以及節奏多變的特殊聲響。每天我都設計出新的活動。那是一套在反覆試驗中不斷摸索的方法，一直以改進蘿貝塔的專注力、肌力和肢體協調為目標，同時也協助她為練習瑜伽做準備。發明及執行這些活動對我來講真的是挑戰。隨著和蘿貝塔一起玩耍、一起學習，我覺得自己越來越能掌握到她內心深處的想法和感受。

　　到了這個時候，我開始體認到實際上是蘿貝塔在教我。我的任務是保持開放的心胸，接受她的身體試圖告訴我的一切，順著她發展的步調，日復一日、時時刻刻。即使到了今天，在我為特殊兒所做的工作當中，我依舊視蘿貝塔為真正的領導者。

　　蘿貝塔六個月大時，我加強她在強化肌力這方面的訓練。由於她到了這時還不會坐，我決定要針對下背部和骨盆區來練習。我將她雙腿分開坐在我床上，並讓她的身體往前彎，直到額頭碰到床鋪。經過五分鐘左右，蘿貝塔開始有不舒服的表現，我就扶她起來，讓她放鬆。第二天，她能以前彎的姿勢把頭抬起來，我就把她的雙手放在床上，挪到她肩膀下方，讓她把自己的身體推起來坐著。

　　練習過程中，我總是以慈愛而鼓勵的口吻對她說話。我向她解釋這麼做的原因，告訴她我深信她有進步的潛能，並表達我們在做的事需要她的配合。有時她似乎有反應，有時她又保持一貫的木然，完全不理會我。每次練習結束，我就按摩她的雙腿和下背部，協助她放鬆並刺激這些區域的血液循環。到了第一週結束，蘿貝塔已經可以借助自己的雙手，將自己的軀幹從床鋪上推起來。

　　到了第八個月，蘿貝塔不但可以自己坐，還開始會爬。她的專注

期拉長了，也開始會去注意周遭的動靜。我感覺是時候擴大她練習瑜伽的範圍，可以把瑜伽特有的呼吸練習帶進我們的活動中了。這種呼吸練習稱為「呼吸法」，意謂著控制呼吸，能增進血液循環和氧合作用，有助於疾病的復原。練習呼吸法的許多益處之一，在於它對修復中樞神經系統有著強大的作用。

我從風箱式呼吸法（Bellows Breath）和廓清式呼吸法（Cleansing Breath）這兩種呼吸練習開始。這些呼吸技巧有聲音，要用點力，但很容易學。我坐在她旁邊的地上，先是自己練習，不特別去吸引她的注意，只是讓她觀察我在做什麼。一開始，蘿貝塔只是看，那些滑稽的聲音和橫隔膜的動作讓她看得津津有味。過幾天，她就開始模仿我的動作。很快的，我們就一同練起呼吸法了。

接下來，我為蘿貝塔每天的例行練習增加了兩套體位法——蛇式（Cobra Pose）和弓式（Bow Pose）。這兩者都是後彎的姿勢，有助發展背肌的力量及脊椎的彈性。這些姿勢對腎臟和神經系統也有益處。不久之後，我把兩套前彎的體位法也帶進來，一個是雙腿併攏，另一個是雙腿分開。

在她第八個月大期間，我讓蘿貝塔斷奶。這時她已經享有均衡的飲食，包括全食物的水果、蔬菜、穀類、豆類、蛋黃，以及全脂鮮奶和優格等乳製品。此外，只要有可能，我也讓她每天曬曬太陽（避開上午十一點到下午三點間日照強烈的時段）。儘管還是有點矮矮胖胖的，以她的年齡來講，蘿貝塔看起來很健康，膚色有著紅潤的光澤，五官的輪廓也比刻板印象中典型的唐寶寶來得更為鮮明。頂著一頭金髮，睜著澄澈的藍眼睛，她實際上是個很美的寶寶。

蘿貝塔十個月大時，在一位親戚的堅持之下，我帶她去看一位為我先生那邊的家族服務多年的醫生。有鑑於蘿貝塔在過去幾個月的長足進步，我還以為自己會聽到一些鼓勵的話語，對醫生的預後完全沒有心理準備。他說由於蘿貝塔缺乏肌力，她就算能走也是很多年以後的事。他說的內容不是重點，傷人的是他的態度。他的冷漠與斷然沒有為我留下樂觀的餘地。離開他的辦公室時，我深受重創。我對蘿貝

塔所有的希望與夢想都破滅了。

回到家，我把蘿貝塔放在我的床上。她躺在那裡，看起來是那麼弱小、無助。我為她和自己難過，一種奇怪的沉重感和疲憊感籠罩住我。接著，突然間，我所有的負面想法和感受煙消雲散，取而代之的是一種光明而遼闊的心情，就彷彿旭日東昇，勝利的光芒灑滿大地，驅逐了所有的黑暗。我聽到自己對蘿貝塔說：「妳會走，其他孩子能做的將來妳都會做！」說著說著，我內心充滿無邊的平靜與力量。

## 學步

蘿貝塔滿一歲時，我開始在美景市的一間瑜伽學校上課。在家，我會在蘿貝塔附近練習，不刻意吸引她的注意；經驗已經證明這是最好的辦法。她會在旁邊看，有時加入我的行列，尤其是在我做她最愛的那兩套呼吸練習時。這兩套呼吸法有助淨化及疏通呼吸系統，格外有益於打從出生就有支氣管問題的蘿貝塔。現在，蘿貝塔每天的例行練習包括「脊椎扭轉式」（Spinal Twist）和幾套腿部強化動作，後者是受到最近看診狀況的啟發而來。

一般而言，蘿貝塔只會在我的協助之下練習體位法。她往往沒有意願主動去做任何事，寧可由別人為她代勞。事實上，這在唐寶寶身上是相當普遍的現象。我了解唐寶寶的這種傾向，並以耐心與包容去回應。我知道蘿貝塔有她自己的步調，遲早她會跟上來的。

我留心有關蘿貝塔的一切細節，很快我就發現她的觀察力比我本來想的還強。有一次，我在練倒立，她就把她最愛的娃娃倒過來，頭下腳上靠著牆壁放。我看了覺得很不可思議，不禁想像有一天她也會用自己的身體擺出這個姿勢，而不是只用一隻玩偶。

蘿貝塔向來喜歡盤腿坐在地上，她最愛的姿勢是「蓮花式」（Lotus Pose）和「簡易坐」（Easy Pose）。「蓮花式」是雙腿交扣的坐姿，右腳靠在左腿上，左腳靠在右腿上。「簡易坐」則是雙腿彎曲坐在地上，其中一腳的小腿在另一腳的小腿前。她往往會以這兩種坐姿之一坐著，軀幹前傾，接著就以這種姿勢睡上幾小時。我會把她的腳

拉直，以免她抽筋，但一會兒過後就發現她的腳又盤起來了。最後，我決定不再插手干預，顯然她覺得這樣睡覺很舒服。更有甚者，這些姿勢有助於腿部神經及關節的伸展與強化，所以蘿貝塔說不定能從這些不尋常的姿勢中得到意外的收穫。

十六個月大時，蘿貝塔開始自己走路。到了這個時候，她已經能夠不在我的協助之下練習許多的體位法了。

## 學齡前

到了三歲，蘿貝塔雖然比較懶散，但肢體活動還算正常。我送她去上一所涵蓋輕度至重度智能障礙兒的學校。我調查了美景市的幾個特教機構，覺得IDEC（Instituto para Desenvolvimento da Criança，兒童發展機構）似乎有最好的課程和氣氛。

蘿貝塔第一天上幼稚園的日子，我記得很清楚。我要離開時，她嚎啕大哭，抓著我的手不放。或許是學生的人數嚇到了她，有許多人都比她高大。再者，在這樣的一所學校裡，你可能會看到連大人都震驚的身心缺陷，更何況是對一個三歲小孩來說。第一個月，每天早上上學途中，她都哭鬧不休。之後，她習慣了這件例行公事，也不再有所反彈了。

進入IDEC不出一年，蘿貝塔已經能說整句話，也能和人對話。多數日子裡，我都在我接受訓練的同一所瑜伽學校擔任瑜伽老師。下班回到家後，我會協助我的兩個女兒做功課，接著我們三個就一起玩、一起練瑜伽。

蘿貝塔在她的瑜伽練習上有長足的進步，我不再需要一步步帶領她去做任何一套體位法。此時的她努力要將「肩立式」（Shoulder Stand）臻於完美，這是其中一種倒立的姿勢。此外，她每天例行的瑜伽練習中也增加了兩個新的領域——站姿動作和眼睛運動。站姿動作有助增進平衡感和腿部的力量，眼睛運動則促進眼部活動的協調、加強眼睛肌肉並刺激視神經。蘿貝塔從嬰兒期起就偶爾會有斜視（鬥雞眼）的情形，我希望眼睛運動能幫助她改善這個問題。

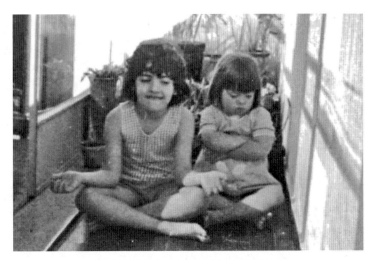

蘿貝塔（右）兩歲時與四歲的蕾娜塔合影

　　IDEC的校長熟悉蘿貝塔並得知我用瑜伽做的療癒工作之後，她邀請我到她的學校教瑜伽。我基於兩個原因接受她的提議：這讓我有機會和IDEC其他的孩子及父母分享我的瑜伽經驗，蘿貝塔的學費也能因此獲得減免。我剛和我先生分開，經濟狀況很拮据。特教學校是相當昂貴的，藉由和IDEC交換服務，我可以省點錢。

　　接下來三年，蘿貝塔就讀於IDEC期間，我持續到那裡教瑜伽，主要是和患有唐氏症的孩子合作，但也會接觸其他類型的障礙兒。那是一次「親身實驗」的教學經驗，幫助我驗證了我為蘿貝塔所做的努力確實有效。我得到許多珍貴的見解，也看到瑜伽幾乎在每一個案例身上都有幫助。

　　這段期間，蘿貝塔的溝通和理解技能都有顯著的進展。她和蕾娜塔成了最好的朋友，每天玩在一起。兩人都愛玩牌，也愛玩其他許多我們家裡有得玩的教育遊戲。跳舞是另一項最受喜愛的消遣。有時我會用留聲機放一張巴西流行音樂的唱片，我們三人又唱又跳，幾個小時飛快過去。一週有幾次，我會陪兩個女兒到地方上的游泳俱樂部，在那裡一起度過一大清早的時光。她倆都上游泳課，只不過蕾娜塔很快就學會了，蘿貝塔則多花了幾年。

　　週末我們常會出門看電影和戲劇表演，或者去公園玩。我從不自

我折磨地拿蘿貝塔和她姊姊或公園裡的其他孩子做比較。在我眼裡，蘿貝塔和其他孩子沒什麼兩樣。她有某些限制，但這些限制絲毫不能用來定義她這個人。蘿貝塔也有許多長處。而且，我認爲她比許多同齡的孩子還要快樂，以她自己的方式，簡單而沒有一絲造假。

我知道有些父母不認同我的想法。我相信每個人都有權抱持自己的意見。然而，有時候，有些父母的言行舉止對孩子看待蘿貝塔的態度造成負面的影響，不幸的結果就是蘿貝塔被排除在孩子們的遊戲和活動之外，或者遭到其他形式的排擠。有一次，在游泳俱樂部，我看到一位媽媽指著蘿貝塔，還聽見她告訴孩子們「小心你們的玩具」，並告誡他們不要跟蘿

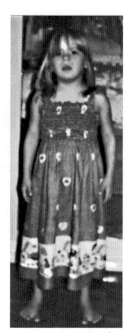

蘿貝塔五歲時

貝塔玩，因爲她有「蒙古症」。感謝老天，諸如此類的事件很罕見。事實上，多數父母和小朋友都樂於與蘿貝塔共處，因爲她是那麼隨和又合群的一個孩子。

一天，蕾娜塔很沮喪地回到家，因爲鄰居小朋友嘲笑她的妹妹。他們對她說蘿貝塔的臉很蠢，嘴巴老是張開。我們談了很久。我試著向蕾娜塔解釋人們有時會說出傷人的話，卻不知道自己造成他人多大的痛苦。蘿貝塔一定會進步，只要我們給她全部的支持、愛她本來的樣子。蕾娜塔很懂事，從那之後，她就成爲我最得力的助手，再也不會爲了他人有關她妹妹的言語煩心。

五歲時，蘿貝塔決定要吃素。她出生後不久，我就不再吃肉，但還是會準備肉類食物給我的女兒。我認爲把自己的想法加諸在她們身上是不對的。然而，我們家確實有一條規矩──不吃白糖。這倒不是說我的女兒不准吃甜食，而是我在料理或烘焙時從來不用白糖。

我愛下廚，也一直樂於爲家人發明新的食譜。蘿貝塔最愛吃馬鈴薯泥、含有南瓜或白花菜的任何料理，以及一種叫做「起司麵包球」

的特別小吃，在巴西我們那一區很盛行。她總說我做的起司麵包球是全世界最棒的，有時還會開玩笑地告訴我：「喔！媽媽，我剛剛吃了二十五個妳做的起司麵包球，超好吃的！」

蘿貝塔喜歡大部分的水果，但她最愛的是香蕉和橘子，因為它們的皮很好剝。自製優格、雞蛋、全麥麵包也是她固定會吃的食物，糙米飯和豆類這種高蛋白質的組合則是我們家的主食。事實上，我為她準備的食物她幾乎都愛吃，除了生菜沙拉和甜食以外。

外食的時候，如果有可能，蘿貝塔會點炸薯條或烤馬鈴薯，此外她不會點飲料，而會選擇新鮮果汁。有時候，我們會去游泳俱樂部對街的冰淇淋專賣店。蘿貝塔總是拒絕點任何東西，因為她就是不愛吃甜的。這家冰淇淋店的手工自製冰淇淋口味天然又好吃，我自己倒是很難抗拒，常常都會點一支甜筒。結果就是只見我舔著我的兩球冰淇淋，蘿貝塔兩手空空跟在我身邊。到現在，我都還記得路人一臉懷疑的表情。

一定是蘿貝塔的飲食習慣得到了回報，因為她從來不曾有過一顆蛀牙，牙齒或牙齦也不曾出過任何問題，這在唐寶寶身上很少見。她

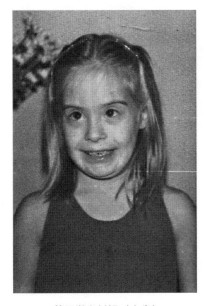

蘿貝塔有斜視（六歲）

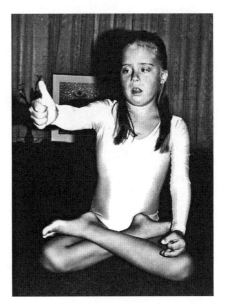

蘿貝塔做眼睛運動

的視力也是一級棒。根據十歲時幫她檢查的眼科醫生的說法,最後就連她的斜視都好了。我把這個意外的收穫歸功於眼睛運動加上良好的飲食習慣,包括她從來不吃的沙拉,我也改用新鮮蔬果汁來取代。

## 獲准入學

蘿貝塔七歲時,我們實現了我長久以來的夢想。她獲准進入我們當地的公立學校,她的姊姊蕾娜塔也在那裡就讀。她在IDEC的老師

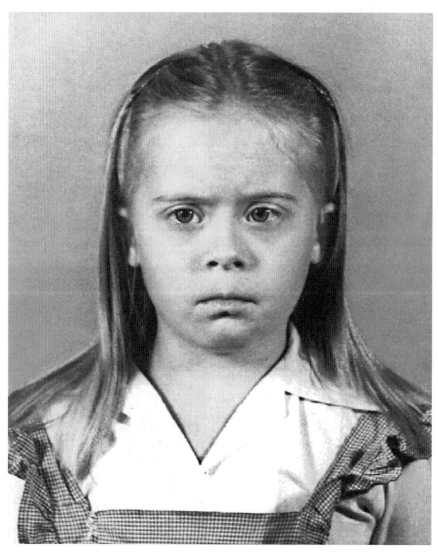

蘿貝塔的入學照(七歲)

鼓勵我們申請，因爲這時的蘿貝塔已經超前班上其他同學許多。在公立學校，我們很幸運碰到一位想法開通的校長，願意協助我們讓蘿貝塔入學。

蘿貝塔考了所有的入學測驗，得到很好的成績，我們都很興奮也很高興。基於她的測驗分數，蘿貝塔被分到普通班。起初她還覺得很容易就能跟上同學，但到了第二學期，她就開始落後了。對她來說最困難的是三門基本學科：閱讀、作文和算術。蘿貝塔只有非常基礎的讀寫能力，她沒辦法駕馭相關的技能，連帶影響到她在其他學科的表現，像是地理和歷史。學年結束，蘿貝塔的成績低空飛過。下個學年，她因而被分到學習速度較慢的班級。

一九八〇年一月，蘿貝塔放暑假期間，我在她八歲生日前不久，在美景市開辦了我自己的瑜伽學校。有鑑於我收到許多來信與電話，諮詢我針對特殊兒的瑜伽療法。在我身爲瑜伽老師的生涯發展上，創校就成了很自然的一步。擁有一間屬於自己的瑜伽中心，讓我有更大的自由發展我自己的教學方法和風格。在我看來，這對瑜伽療法的成功而言相當重要。很快的，我就擁有一所蓬勃發展的瑜伽學校，有特殊需求的學生和其他學生在同樣的班級一起練瑜伽。我也爲還沒準備好加入團體班的嬰幼兒及兒童提供私人指導。

念公立學校的第二年，蘿貝塔持續遭遇困難。儘管我們做盡了努力，學年結束時她還是沒辦法及格。情況很沮喪，我領悟到她真的需要一個特殊的學習環境，公立教育系統無法滿足她的需求。儘管如此，就人際互動和溝通而言，她在公立學校還是有長足的進步。置身同齡的孩子群中，她覺得更爲自信而能夠自立。

我們開始尋覓另一所特教學校。我聽過一家，叫做IBEC（Instituto Brasileiro Eduardo Claparede，巴西愛德華・克拉巴赫迪 ❶ 教育機構），風評很好，專爲有精神障礙及社交問題的兒童開設班級。我和校長見

---

❶ 愛德華・克拉巴赫迪（Édouard Claparède，1873–1940）為瑞士知名兒童心理學家及教育家。

面，對方解釋說他們的學校不是針對有發展障礙的兒童。蘿貝塔要先接受一連串的個別測驗，藉以判斷她有沒有入學的資格。她完成了測驗，學校職員評估結果時覺得很難以置信。儘管蘿貝塔的外觀呈現出唐氏症的生理特徵，但她的測驗卻看不出來有唐氏症的跡象。

　　學校的行政單位決定讓蘿貝塔去試讀，但要求她要重做所有在IBEC的測驗。在那之後，校長發表了以下的報告：

　　一九八一年初，一名唐氏症女性申請就讀於敝校小學一年級（依美國標準爲二年級）。敝校IBEC爲一所特教學校，專收智力正常但有精神及（或）社交行爲問題之兒童與青少年。有鑑於申請者爲唐氏症之表現型❷，我們拒絕收她入學，因爲唐氏症病童並非敝校之所長。然而，由於她優異的心理測驗成績出人意表，我們要求進行一段時間的例行觀察（知覺、肢體活動、智能、情緒及社交方面），並有可能對測驗結果重做評估。一方面，我們必須評估精神官能症的具體證據及先前對於唐氏症的診斷。另一方面，敝校專業人員在九十天的期間內進行多重面向的測驗，我們也必須評估測驗結果。

　　結果如下：

●精神病學、心理學、語音學、社會行爲及學習能力測
　驗：結果良好，接近該年齡正常發展程度。
●智商：87，輕微的心智遲緩，大約比同年齡層落後兩
　年（唐氏症的智商範圍一般是20至55）。
●語言障礙：單字中〔1〕與〔r〕等音素之置換。
●社交能力：與同學溝通有困難，但與成年人關係良好。
●家庭環境：與母親、姊姊關係良好並獲得支持；父親
　缺席。
●學習能力：儘管發展緩慢，蘿貝塔仍爲可造之材，可

---

❷ 相對於基因型（genotype，指染色體所包含的基因），表現型（phenotype）指基因特徵表現於外。

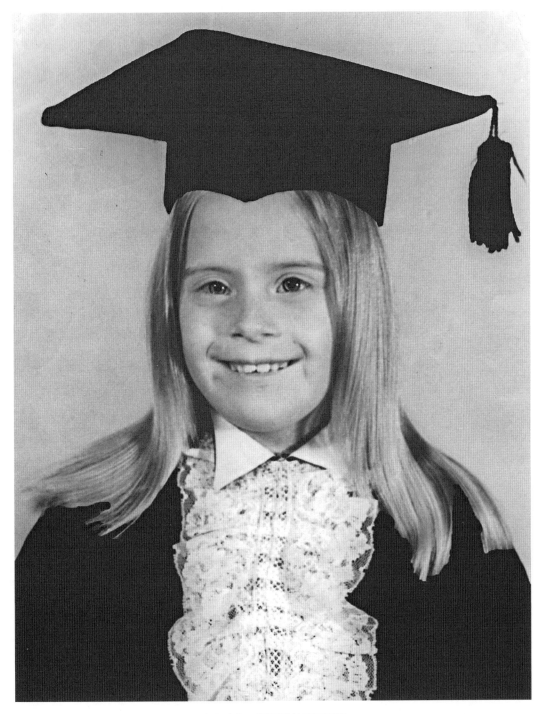

一九七九年，蘿貝塔幼稚園畢業。

學習讀寫，注意力集中，表現出興趣，展現出良好的邏輯理解能力，在校行為良好，各方面皆有進步。針對「實質與表面」及「表面與實質」之爭議，在此我們不會做出唐氏症可以醫治或克服的結論。然而，依照赫琳‧安提珀夫 ❸ 的說法，這是一個後天養成智能的案例；換言之，有利的環境幫助蘿貝塔發展她的潛能。撇開其他社會與文化因素不談，這種結果無疑要歸功於她母親打從她出生就教她練瑜伽的做法，更重要的是她母親對她的期望及母女間的關係。

## 成長茁壯

到了十歲生日時，蘿貝塔已經在IBEC成功讀完一年，未來前所未有地光明。兩個女兒和我如今是一個關係緊密的家庭。蕾娜塔和我持續給予蘿貝塔支持，鼓勵她迎向人生的挑戰，同時又尊重她所受的限制。我也向蘿貝塔承認自己的缺點與極限，讓她明白沒有人是完美的。

對蘿貝塔而言，數學是最困難的學科。做功課做得很沮喪的時候，她常常會跑來尋求我的建議。有一天，她格外沮喪地回到家，我們坐下來聊。我向她解釋說每個人都有不擅長的科目，數學也是我在學時覺得最困難的一科。但多一點耐心加上多一點堅持，我最後還是成功駕馭它了。我摟住蘿貝塔，給她一個大大的擁抱，向她保證只要她繼續努力，一切都會否極泰來。

蘿貝塔和我之間有過許多諸如此類的談話。我總是鼓勵她以自信和熱忱追求她的目標。我堅信只要她秉持這樣的原則過生活，遲早她一定會成功。

---

❸ Helene Antipoff，巴西著名教育家及心理學家，以她在學習發展障礙方面的創新研究著稱。她於一九三四年在美景市成立了一所特教學校。

此時的我週間在我的瑜伽學校工作，週末則到巴西其他地方辦講座及訓練課程。傍晚下班回家，兩個女兒常用一段小小的插曲歡迎我，幾年下來已經銘刻在我的記憶裡。一進家門，蕾娜塔會在門口迎接，蘿貝塔則不見蹤影。我會問：「蘿貝塔人呢？」蕾娜塔會鬼鬼祟祟地說：「我不知道。」我就開始在屋裡到處找，邊找邊哀嚎：「喔，我的寶貝女兒哪裡去了？誰把我女兒帶走了？她去哪裡了？」突然間，蘿貝塔會從她的藏身處跳出來，興奮大叫：「我在這裡，媽媽！」然後衝進我懷裡。我們會又親又抱，慶祝我們的重逢。

結果蘿貝塔在IBEC的第二年比第一年還困難，到了第三年則沒能過關。副校長請我過去當面談，建議我找其他的學校。因為依她之見，蘿貝塔在那裡的表現已經到達極限了。她一邊說，我一邊感到如鯁在喉，沒辦法做出回應。說不上來為什麼，我就是覺得他們不願再給我女兒一次機會似乎很不公平。

我走出副校長室，對於等在眼前的任務深懷恐懼。IBEC開除了蘿貝塔，我要怎麼告訴她這件事，而不摧毀她的動力和自信？我要怎麼防範必定會隨之而來的痛苦與煎熬？我明白有時候善意的謊言是不得已的。回家的路上，我一直在想我要說些什麼。

那天晚上，我和兩個女兒聊。先和蕾娜塔，因為她已經成為我無話不談的知己了；接著再和她們兩個一起聊。我流了很多眼淚，把我在副校長室得知的一切都告訴蕾娜塔。那天更晚的時候，等我心情平復過來了，我們三人再一起聊。首先，我告訴她們，蘿貝塔的期末成績不夠她繼續念IBEC下一級的課程。接著，我向蘿貝塔解釋，基於每天送她去上學所牽涉到的困難與花費，我認為把她轉到離家較近的學校比較好。

蘿貝塔和我開始尋覓另一所學校。我們申請了各式各樣的教育機構，蘿貝塔也考了他們要求的入學測驗。結果總是要嘛她程度太好，不能進特教學校；要嘛她程度不足，不能進普通學校。有的校長對我相當坦白。基於一般普遍對唐氏症的誤解與偏見，他們怕蘿貝塔的存在會導致學校流失學生。

　　蕾娜塔和蘿貝塔向來都很好學，而且總是自動自發做功課。對於放棄上學，只做做勞作、手工或畫畫的想法，蘿貝塔覺得不滿意。她說她願意參與課外活動，但不願意從此不再上學。

　　一再遭到拒絕，我又累又沮喪，終於決定讓蘿貝塔在家自學。我在家裡架了黑板，弄了一間教室，蕾娜塔和我開始自己教蘿貝塔。我們熱情投入了整整一年，結果相當令人振奮。蘿貝塔的寫字能力、閱讀理解力乃至於一般常識，都有穩定的進步。

　　下午和晚上，兩個女兒都會在我的瑜伽學校幫忙。蘿貝塔喜歡當接待人員，她會坐在接待室的辦公桌前念書，有人來諮詢時，她就會以親切有禮的態度提供所有必要的資訊。到了這時，蘿貝塔已經可以自己搭公車了，所以我常會派她去做簡單的跑腿工作，像是付帳單、兌現支票，或買一些東西回來。

　　漸漸地，蘿貝塔越來越有能力，也越來越獨立。幾乎每一天，她和蕾娜塔都在我的成人班練瑜伽。蘿貝塔現在已經會做所有基本的體位法和呼吸法，包括頭立式（靠著牆壁），更別提有些更困難的站姿和平衡姿勢了。她和蕾娜塔也常常陪我旅行各地，去瑜伽研討會和工作坊授課。作為示範的一部分，我的兩個女兒分別都會表演一套自己發明並事先演練過的瑜伽體位法。我以我的兩個女兒為豪，也很讚歎蘿貝塔在她的瑜伽「舞蹈」中，從一個動作接續到下一個動作的優雅與精準。

　　一九八三年十一月，此書初版慶功宴上，蘿貝塔也和我們在那裡。我們兩個肩並肩一起為讀者簽名。她神采奕奕、自信滿滿，甚至恭喜我寫了一本「她的書」。

　　我女兒長大後的夢想是當瑜伽老師，這件事我已經知道一段時間了。最近一次和另一

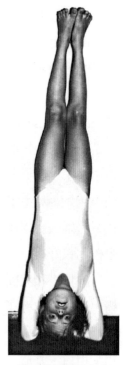

蘿貝塔練習頭立式
（Sirshänsana）

位瑜伽學生的談話當中,蘿貝塔表示她想把她「還是個唐寶寶時」從媽媽身上學到的一切教給其他孩子。談到自己的狀況時,她都會這樣說。換言之,在蘿貝塔心目中,她已經不是一個有障礙的人了。

　　儘管蘿貝塔有這樣的造詣,外觀也有顯著的改變,聽到別人談起上學的話題時,她還是很難過而不自在。像這樣的時候,我會努力安慰她,解釋說雖然我們今年沒有找到學校,明年一定找得到。

　　這件事情也真的發生了。一九八五年一月,我們找到了理想的學校,那是一所叫做INAPLIC(Instituto de Aplicação Biopsicologica,生物心理學應用機構)的特教機構。校長和所有的教職員都很敏銳而稱職。蘿貝塔在那裡覺得很自在,也很喜歡她的老師和同學。她很努力,也持續在進步。她的潛能被激發出來,越來越接近她出生不久後我在醫院向她保證的成功與快樂。

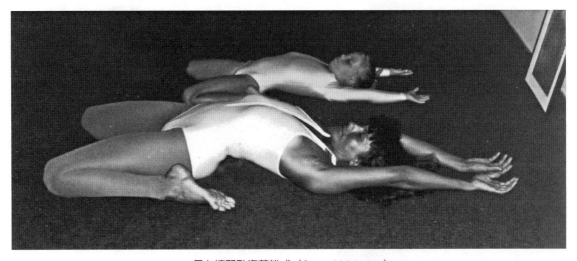

母女練習臥姿英雄式(Supta Vajrāsana)

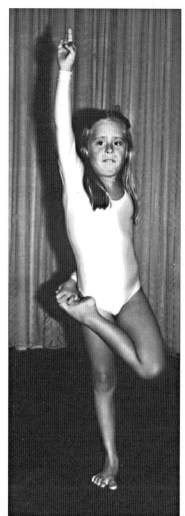

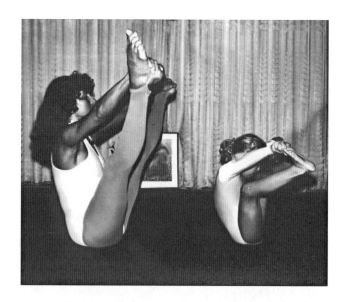

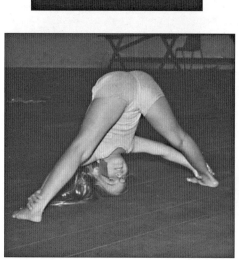

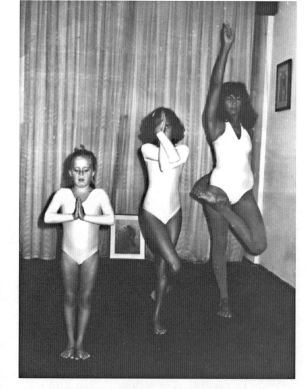

從左上圖順時鐘依序為：
蘿貝塔九歲時做鎖印大樹式（Badha Vrikshäsana）
和媽媽一起練習向上坐角式（Urdhva Upavishta）
和媽媽姊姊一起練瑜伽
蘿貝塔在一場國際瑜伽研討會上表演三角前彎式
（Prasarita Padottanäsana）

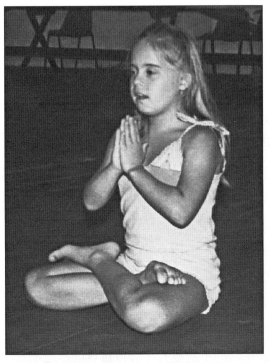

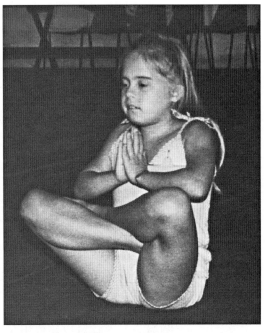

蓮花式變化版（蘿貝塔為她的體位法示範表演自創的
動作）

蘿貝塔在國際瑜伽研討會上表演（蓮花式 Padmäsana）

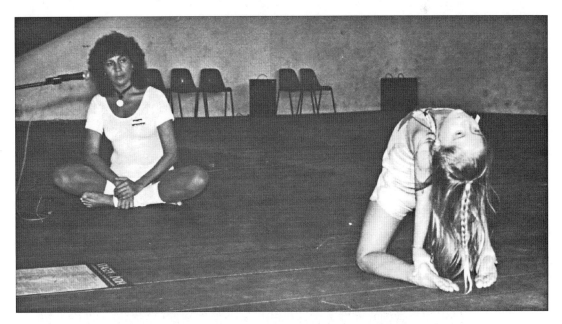

蘿貝塔和她母親在同一場研討會上，她母親坐在麥克風前，解釋蘿貝塔表演的體位法（駱駝式 Raja Ushträsana）
之療效。

## 完成任務

一九八五年十二月，蘿貝塔十三歲時，她開始出現各種健康問題。最初的症狀是疲憊、倦怠，以及動作和反應變慢。接著，她的體重開始增加。我帶她去看了幾位醫生都查不出原因。

九個月後，她受到某種不明病毒的感染，伴隨發高燒和淋巴結腫大，需要住院治療。她想到要自己待在醫院就很害怕，於是我和院方做了一點安排，租下一間私人病房，讓我和蕾娜塔可以跟她一起住。因為患有唐氏症的兒童更容易感染疾病，而且對藥物的反應不佳，所以沒有人能預測蘿貝塔要在醫院待多久。感謝我的瑜伽學生和他們的家人，基於同情與關懷給予經濟上的援助，我才能盡量守在她身邊。

我們在一九八六年九月十五日住進醫院，世界瞬間縮小成只有一個房間大。我日以繼夜用全部的愛與關注照顧蘿貝塔，並用言語和催眠曲安撫她。醫院環境的陌生被生病的不適放大，導致蘿貝塔焦慮不已，唯有在我的肢體接觸之下才能放鬆。一小時又一小時，我按摩、輕撫她發熱的身軀，協助舒緩她的緊張與緊繃。黑夜來臨，我就坐在床尾，把她的腳枕在我的大腿上。唯有這個時候，她才能進入夢鄉。

我們一起抵抗病魔的第二週，蘿貝塔在醫院染上了傳染病，病況變得更為複雜，病情急轉直下，於是她被轉到加護病房。白天，我繼續和蘿貝塔一起在加護病房度過，每天夜裡很晚才回到我們租的病房，和蕾娜塔一起睡覺；蕾娜塔當時還要上學。我懷著希望為我女兒的康復禱告，陪在蘿貝塔身邊直到住院第十八天，我需要回家拿幾件乾淨的衣服。

回到家之後，我走進蘿貝塔的臥房，坐在她床上，看著這個房間，想著我們在醫院經歷的噩夢。我的目光停在她床邊的腳踏凳上。她的作業和課本都整整齊齊地堆放在那裡，因為這是她做完功課之後的習慣。我拿起其中一本筆記簿，打開來看。她的字寫得多漂亮啊！她很認真做她的作業。就連她的最後一份作業都已經寫好，準備上學時交出去了。

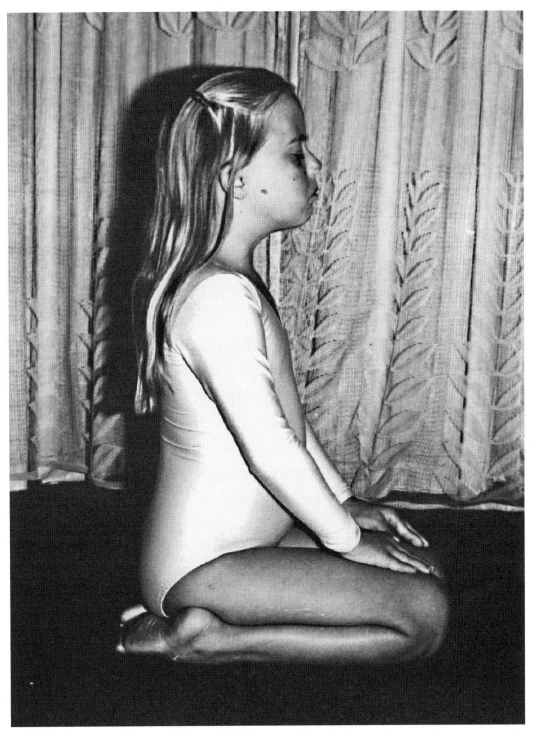

蘿貝塔以金剛坐姿（Vajräsana）靜坐

突然間，我明白了——蘿貝塔的任務已經完成，就連她的回家作業都做好了。從最簡單到最困難，她已用了充份的時間，完成她來到這世上的每一件事。她克服了她身心雙方面的侷限。這裡的一切都完成了、做好了。為了鬆開她和這個凡塵俗世間的羈絆，現在她在醫院的經歷是有必要的。

我帶著衣服回到醫院。隨著她的生命力一點一點流失，我持續照顧著蘿貝塔。住院第二十四天，十月九日午夜過後不久，蘿貝塔與世長辭。葬禮結束之後，我將她的骨灰帶到里約熱內盧，撒向大海。

蘿貝塔死後，我考慮要關掉瑜伽學校，因為她是我做這件工作的靈感來源與焦點所在。我回憶著蘿貝塔是怎麼來到我的人生，一步一步帶領我為特殊兒發展出一套成功的療法。接著，事情變得明朗，我不能只因為她走了，就讓她美好的貢獻隨她而去。蘿貝塔的任務完成了，我的還沒有。

撇開我的哀痛不談，我知道自己必須向前走。我好想抱抱蘿貝塔，感覺她的碰觸，並再次接收到她的愛。然而，蕾娜塔和其他許多人還需要我。無論如何，為了減輕失去她的那份椎心之痛，我必須改變自己的想法，學會用不同的、更巧妙細微的方式去愛蘿貝塔。

如今，我在每個我所協助的孩子身上都看到蘿貝塔與我同在。每當和這些孩子交流情感，我都感受到一樣的愛、一樣的光。我不再為了失去她的空虛感到痛苦，因為我在每一個孩子身上找到了我活下去的理由。

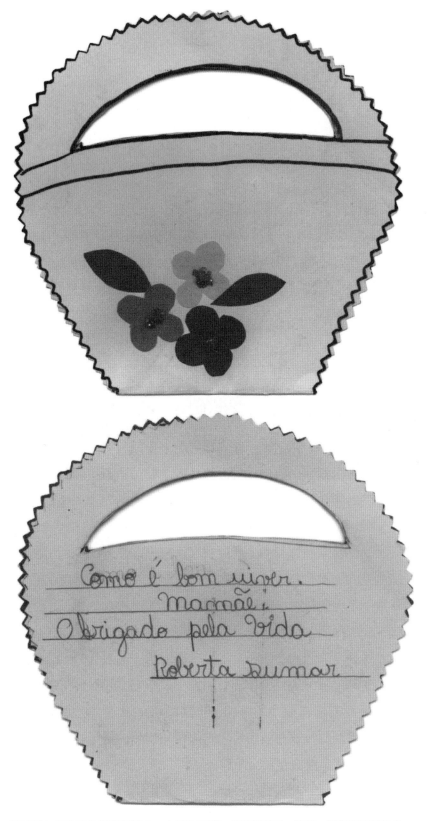

蘿貝塔七歲時寫的母親節賀卡,卡面上寫著:「活著真好,媽媽,謝謝妳給我生命。」

# 2 眞實案例與見證

以下的眞實案例紀錄了三個孩子的進展，一個有唐氏症、一個有小腦症，另一個則是患有腦性痲痹（這是蕾娜塔的學生）。三份紀錄各包含了孩子的醫療檢驗（若有）狀況的記述、父母的觀察與見證，以及我個人的評量。與父母的面談與建議，連同孩子的進度紀錄，都特別寫在這裡。接著的眞實案例與見證是一系列的個人紀錄，由我學生的父母寫就。

## 瑪麗安娜的父母自述

我先生和我在兩年前結婚，瑪麗安娜的到來帶領我們走進一個全新的世界。分娩過程很順利，但瑪麗安娜似乎過了好久才被送回我們的病房。她初來乍到的頭幾個小時，我們體會到許多正面的感受；她是我們的長女。

第二天，一群醫生通知我們，瑪麗安娜呈現出許多唐氏症的特徵，他們也偵測到她的心臟有雜音。我們的第一反應是懷疑、不解與傷心。再來我們就接受了現實，決定要尋找相關的資訊與合適的療法。

不久後，我們從朋友那裡聽說索妮亞・蘇瑪在美景市所做的工作。我們覺得教特殊兒童瑜伽的想法很有趣，瑪麗安娜一個月大時，我們就為她在索妮亞的瑜伽中心報名了一個課程。我們自己也開始在那裡上課，這激發了瑪麗安娜對瑜伽的興趣，也讓她更接納她自己的訓練課程。索妮亞教的體位法、放鬆技巧、呼吸練習和唱誦改變了我們家，現在我們的家庭氣氛變得更為和諧而平靜。

　　隨著時間過去，在出生時外觀上所呈現的唐氏症特徵變得不那麼明顯。現在，瑪麗安娜表情豐富、相貌開朗，永遠掛著微笑，吃得好睡得好，不曾有過嚴重的健康問題。

　　她目前十三個月大，在家裡到處爬來爬去。她會在人攙扶之下走路，喜歡坐車兜風和逛購物中心。以她的年齡來說，她感情豐富、聰明伶俐、學得很快，對於事物的道理有一個基本的概念。最重要的是，她心臟的雜音消失了。

　　根據醫生的說法，瑪麗安娜的發展接近正常。我們相信她顯著的進展是索妮亞的瑜伽治療課程的成果。索妮亞懷著愛心從事這件工作，用愛擁抱她的人類同胞，擁抱他們本來的樣貌，包括他們所有的障礙在內。她敞開雙臂也敞開心胸接受每一個人。她的工作是很莊嚴、很美的，並且充滿誠摯的情感。認識她對我們每天的日常生活而言都是一大幫助。

　　最後，我們可以說瑪麗安娜教了我們許多東西，讓我們遇見非常特別的人，也讓我們接觸到一個全新的世界。這就是何以我們那麼以她為豪，對她達到的成就也萬分欣慰。

　　　　華雷茲・安德雷德·托倫蒂諾（Juarez Andrade Tolentino）

　　　　和艾蓮娜·托倫蒂諾（Eliana Tolentino）

　　　　一九九一年十一月十七日寫於美景市

## 我的側記

　　一九九〇年九月二十九日，瑪麗安娜在美景市經由剖腹產出生，是托倫蒂諾家兩個女兒當中的姊姊。我在十一月認識了瑪麗安娜和她父母華雷茲與艾蓮娜，當時她一個月大。評估過瑪麗安娜並與她父母談過以後，她和父母都報名了我的瑜伽學校，並開始在那裡上課。父母每週上兩堂成人課，瑪麗安娜每週上兩堂三十分鐘的瑜伽治療課。

　　由於瑪麗安娜有先天的心臟問題，她的瑜伽課程開始得很慢。根據醫生的說法，心臟雜音的部分需要動矯正手術，所以我做任何的姿勢或練習都必須格外小心，避免刺激她的心臟。其中一個基本的預防之道，在於只要她看起來會累，就讓她休息一會兒。另一個更重要的做法，則是不要讓她做任何倒立的動作。任何把她的下半段軀幹和雙腳舉過胸部的動作，都會增加心臟的壓力，進而可能導致她的問題惡化。

　　我的做法是透過一系列的預備練習和姿勢，加強瑪麗安娜的心臟和循環系統，而這些動作她練起來是絕對安全的。隨著她越來越進步，我會拉長練習的時間，並加進比較困難的動作。目標是藉以幫助她擴展自己的極限來刺激她的發展，但絕不貿然超出她能力所及的範圍。這種類型的治療工作很花工夫又細膩，瑜伽治療師需要非常的敏銳及細心，全心全意注意小孩的狀況。

　　除了大約四成唐寶寶都有的心臟問題，瑪麗安娜也呈現出許多唐氏症的

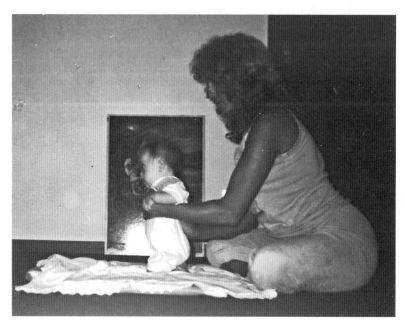

教瑪麗安娜怎麼坐

典型特徵，包括肌肉張力低（即低肌肉張力）、塌鼻、顏面扁平、耳朵位置偏低、輕微斜眼，以及內眼角蒙古褶。為了協助她克服肌肉張力低的問題，並讓她的身體為體位法的練習做好準備，我在她例行的瑜伽練習中融合了許多增強肌力的動作。重點加強區域包括她的頸部、手臂、雙腳、雙腿和腹部肌肉，乃至於肩膀和髖部的關節。動作則包括舉手、抬腿，以及活動肩膀、髖部、膝蓋、腳踝和足部關節的動作。每次課程都以十分鐘的深度放鬆作結，讓瑪麗安娜的身體有機會吸收之前所有練習動作的效果。

　　不出所料，在最初的瑜伽課程中，瑪麗安娜完全處於被動。我必須操控她的身體做出所有的動作，就像木偶師拉扯連接木偶各個部位的提線讓它動起來。然而，每次上課她都有顯著的進步，很快就能主動參與所有的練習了。

　　打從一開始，瑪麗安娜的進展就一直呈現平均向上的趨勢。她總是很冷靜，理解力和接受力也很強。我相信她穩定的進步是基於她父母對瑜伽的積

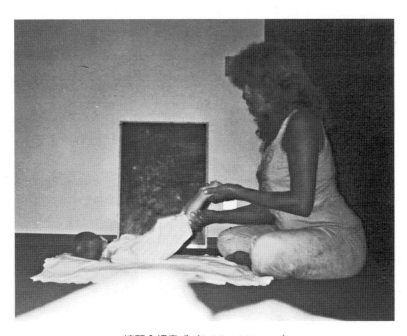

練習全蝗蟲式（full Salabhäsana）

極參與、我們的共同協商，以及他們對於瑪麗安娜會進步的信念。

　　商談過程中，我說明了瑪麗安娜即將經歷的各個發展階段，以及如何在家布置練習瑜伽的環境，並帶領他們的女兒在家練習。我總是保留時間讓華雷茲和艾蓮娜問問題，有時我也會向他們提出問題，尤其如果我注意到瑪麗安娜最近的行為有所改變。瑪麗安娜的父母和我之間這種開誠布公的溝通，最終獲得的結果是他們創造出一個更有輔助作用的居家環境，包括每星期由父母其中之一教瑜伽。

　　瑪麗安娜去做每個月的醫療檢驗時，醫生總是很訝異她比起上一次檢查進步很多。這也激勵我嘗試更進階的練習和姿勢，我總是隨侍在側嚴密監看，確保她的反應是正面的。然而，針對瑪麗安娜在家做的例行練習，我從來不會把這些進階動作編進去。

　　八個月大時，瑪麗安娜已經能夠自己坐，九個月大會爬，十個月大則會自己站。每達到一個新的里程碑，我就能為她例行的瑜伽練習加進新的姿

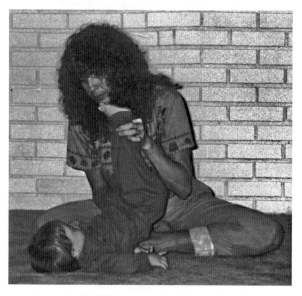

學習肩立式（Sarvangāsana）

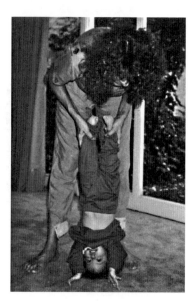

頭立式（Sirshāsana）

勢。這包括「脊椎扭轉式」（Spinal Twist）和「前彎式」（Forward-Bending Pose）的各種變化動作（全都從坐姿開始），以及幾套站立動作（讓小朋友站著，從站姿開始）。站姿動作能鍛鍊平衡感，並強化腿部和下背部的肌肉，對準備學步的孩童來說是重要的幫助。在同一段期間，我也把其中一個瑜伽呼吸練習帶進來，亦即「廓清式呼吸法」（Cleansing Breath）。不過，如同許多她這個年齡的孩子，每次我示範這個動作給她看，她只是看著我笑而已。

　　瑪麗安娜十一個月大時，醫生幫她做檢查，卻偵測不到任何心臟雜音的跡象了。這對我們所有人來說都是一大勝利，知道瑪麗安娜不再需要動手術也讓人大大鬆一口氣。現在我終於可以進行倒立的姿勢了，這些姿勢對知覺器官、腦部和位於頭部的內分泌腺體[1]有強大的效用，因此對神經系統功能失調的孩子來說格外有益。

　　隨著她的持續進步，我常常嘗試讓瑪麗安娜背靠牆壁站著，然後哄她朝我走過來。我知道她有步行所需的力量與平衡感，因為她現在能夠不經由我的協助就做到幾個站姿動作。接著，有一天，上瑜伽課時，我又讓她背靠牆壁而站，她搖搖晃晃地走了三步。這是她十六個月大的事。那次下課之後，看到艾蓮娜時，我告訴她說她可以準備迎接一個天大的

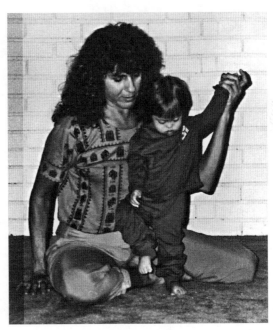

嘗試做「大樹式」

①甲狀腺、副甲狀腺、腦下垂體和松果腺。

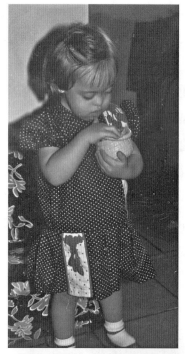

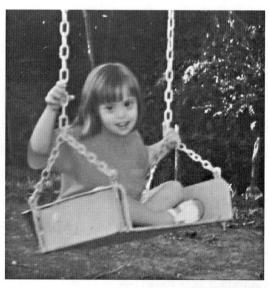

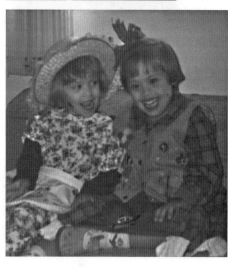

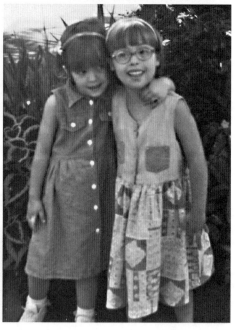

瑪麗安娜各年齡的照片
左上：瑪麗安娜兩歲生日；右上：三歲
左下：派對時間！四歲的瑪麗安娜（右）和妹妹伊莎貝拉（兩歲）
右下：五歲時和伊莎貝拉合影

驚喜了。同一天晚上，她就打電話給我，報告瑪麗安娜在家走出第一步的好消息。

瑪麗安娜十八個月大時，我決定安排她到團體班，和其他孩子一起練瑜伽。她已經駕馭所有的基本動作，絕大多數都能不靠我的協助做到，是時候讓她晉級到更獨立的練習方式了。除了雕琢並拓展她的體位法、呼吸法及深度放鬆的練習，這也有助她培養更良好的溝通和社交技能。

如今，瑪麗安娜是一個健康快樂、適應良好的六歲孩子。她在一所公立學校念普通班，各科表現都不錯，口語能力一流，和同學、朋友之間的社交能力也很好。她會騎腳踏車，會自己穿衣服，會照顧自己，而且熱愛跳舞。她和妹妹感情很好，並和她的同學一樣，所有活動都參與，也參與社交活動。雖然瑪麗安娜在四歲時中斷了正式的瑜伽課程（由於隨她父母搬到另一區），但三年的練習顯然對她已有很大的幫助。

## 醫生的見證

特此聲明瑪麗安娜·托倫蒂諾從妊娠階段就是我的病人。到了分娩時，肌肉張力低下和其他特徵證實了她有唐氏症。出生第二個月，她開始接受瑜伽療程，輔以父母在家帶她做運動，給予必要的刺激。

人生中的第一年，瑪麗安娜沒有呈現出發展遲緩的現象。然而，最令我們驚訝的是，生理上的改變隨著她肌肉的強化而來，例如她的耳朵從過低的位置來到正常的位置。另一個甚至更為顯著的生理改變，在於她的心臟雜音完全消失了，本來我們還以為唯有透過手術才能矯正。

醫學博士葛列西亞·瑪麗亞·莫里拉·高沃
（Gláucia Maria Moreira Galvão，瑪麗安娜的兒科醫生）
一九九一年十月二十一日寫於美景市

一九八〇年五月十四日，露西安娜生於阿雷格里港（Porto Alegre），巴西最南邊的一個海港城市。經由緊急剖腹產出生，早產的露西安娜體重約二九五〇克、身高約五〇公分。她的母親瓦德莉絲（Valderez）很快就注意到異常，例如動作受限、吸吮無力，以及完全不會哭。然而，當她尋求兒科醫生的意見時，醫生卻說這一切行為上的缺陷都是她的想像。

回家幾天之後，露西安娜停止呼吸，瓦德莉絲對她施行口對口人工呼吸，直到她們趕到最近的醫院為止。經過三個月的醫療評估，醫生終於為她女兒做出診斷——植物人狀態的小腦症，可能是出生時缺氧造成的胎兒窘迫所致。

我第一次見到露西安娜和瓦德莉絲，是一九八二年九月在阿雷格里港的一所瑜伽學校。我受邀出席一場講座，聊我在書中談到的療法。這時的露西安娜兩歲大，重十二公斤，有半身不遂（身體其中一側癱瘓）、肌肉張力低（低肌肉張力）、敏感度過低（對部分痛覺不敏感）、斜視（鬥雞眼）等現象，並呈現出刻板的頭部動作（用她的頭去撞牆或地板）。她已經發生過六次呼吸停止、兩次心跳停止、住院十二次，以及無數次的痙攣。除此之外，她沒辦法消化固體食物，每天都要服用抗痙攣藥物。

截至當時為止的醫學治療都成效不彰。沮喪之餘，瓦德莉絲來問我瑜伽幫不幫得上她的孩子。我告訴她說我不曾處理過這種疾病，但補充說憑我對瑜伽的信心，我相信練瑜伽說不定真的有幫助。

這次講座收到相當正面的回應，於是一個月後我重返阿雷格里港，開始為障礙兒上課。接下來一年間，我每個月有一個週末會去帶工作坊，包括兩個全天的指導和練習。時間平均分配給父母和孩子。雖然瓦德莉絲不住在阿雷格里港本地，經濟上又有很大的困難，但她還是決定為露西安娜報名，也因此她的學費打了很大的折扣。

課程於一九八一年十一月開始，特別著重呼吸。我解釋了恰當的腹式呼吸法如何幫助血液補充氧氣，並強化神經系統。後來，我為瓦德莉絲和其他參與者示範教導嬰幼兒腹式呼吸的方式，接著從旁協助他們為孩子做我示範

的動作。我們也將「廓清式呼吸法」這種呼吸練習涵蓋進來,把上、下呼吸道都清一清。

為了讓露西安娜做好練習體位法的準備,我引導她的身體做了一些肌肉強化和身體覺察的練習,包括手臂、腿部、足部和頭部的活動。整堂課包含三個部分:五分鐘的呼吸練習、十五分鐘的身體活動和體位法,以及十分鐘的放鬆練習。

除了以上的活動和練習,我也涵蓋了一些其他的主題,包括飲食與營養、光譜療法(暴露在不同色彩的光照之下),以及如何激勵士氣。我也談到父母看待孩子的態度的重要性,並說明如何在家營造一個正面的學習環境。

瓦德莉絲的接受度很高,這對我為露西安娜所做的治療是一大幫助。有時她會花一整個月教露西安娜一個呼吸技巧和姿勢。我向她說明過,不管多簡單,每個練習都會為她女兒身心雙方面的構造帶來很大的改變。露西安娜的兩個姊姊也予以配合及支持,結果我每個月造訪阿雷格里港,都發現露西安娜大有進步。

開始接受瑜伽療法後,露西安娜與他人溝通的能力在三個月內有了顯著的進步。她喝奶喝得很順,甚至會用湯匙吃東西,儘管還是無法咀嚼固體食物。

我覺得自己和露西安娜及她的家人越來越親近。我不在時,他們常常寫信給我,把整個月當中的

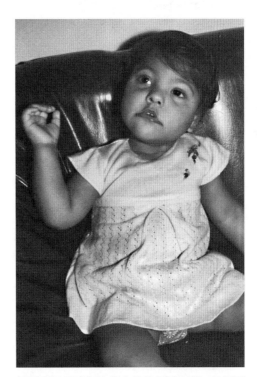

接受四個月瑜伽治療之後的露西安娜。她還不能自己坐。

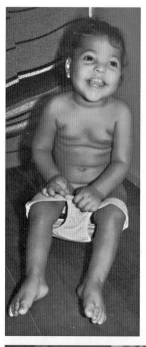
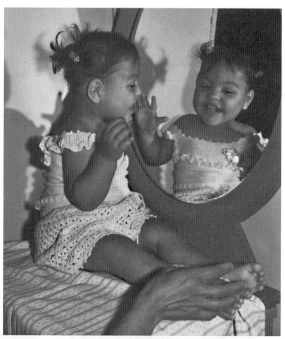
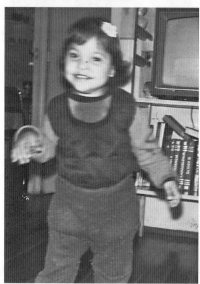
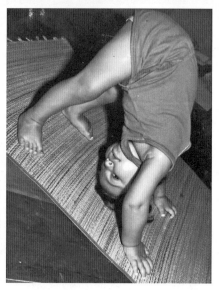

呈現露西安娜進展的照片
左上：接受瑜伽療法五個月後；右上：露西安娜接受瑜伽療法第六個月；左下：接受瑜伽
療法第九個月時練瑜伽的狀況；右下：露西安娜完成一年的瑜伽療法結業時。

狀況都讓我知道。瓦德莉絲將我提供給每位課堂參與者的問卷填妥交回，這些資料有助我為露西安娜規劃接下來的課程。她也寄來照片，具體呈現露西安娜的進度與發展。從露西安娜的臉部表情就看得到成效；之前模糊而無神的表情現在變得明亮而專注。

四個月後，我開始教她坐姿的前彎和扭轉動作，後來又加進倒立的姿勢，以助新鮮的血液流向腦部，並強化神經系統。露西安娜漸漸更認識也更能掌握她的身體，而且顯然對她新發現的能力很高興。

到了治療的第六個月，露西安娜不再需要包尿布。她透過肢體和口語溝通的能力突飛猛進。因應她的進步，我持續加進越來越複雜的動作，許多她都學會自己做。到了第七個月，她就能不靠人攙扶自己站了。

一九八三年十月，開始上課一年後，她完全不再有痙攣的現象。露西安娜可以自己走路、上下樓梯、開門關門。她會笑，會跳舞，會跟家裡的狗

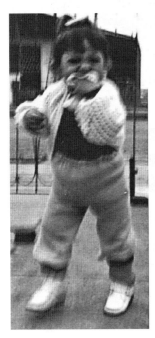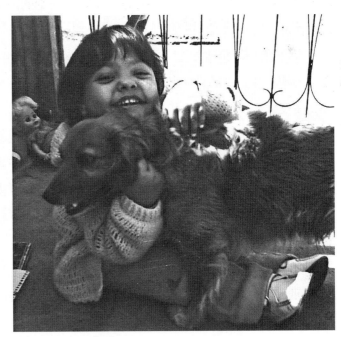

左圖和右圖：露西安娜接受瑜伽療法一年後，課程完成時。

玩。之所以有這些美妙的進展，都是因為瓦德莉絲選擇為她女兒的療癒努力，而不願相信醫生告訴她的，認為露西安娜是個「沒救」的案例。

人腦確實深不可測。醫生可以做出孩子腦部受損的診斷，但受損的程度、將功能激發到某種程度的機會，以及社會化的可能，唯有時間和努力可以決定。除此之外，孩子接受瑜伽治療的進展大半都取決於父母的態度，以及父母願不願意相信療程的效用。

在阿雷格里港的課程結束之後，我很感激仍有機會和露西安娜與她母親一起努力。有一段時間，這家人還是持續寫信給我，但後來他們搬走了，我不再有機會定期拜訪他們，接著我們就失去了聯繫。

一九九四年二月，迫切想要知道露西安娜過了十年之後的狀況，我下定決心要找到他們。我回到阿雷格里港，終於在離市中心很遠的地方找到他們。見到露西安娜之後，我大失所望。瓦德莉絲中斷了所有的治療，包括瑜伽練習在內。嚴重的經濟問題仍是她的阻礙，而且她已經無力改善她的家庭狀況了。

很遺憾，露西安娜退步了。雖然還是會走路，但不再能保持挺直的姿勢。她的認知、溝通、肢體活動技能也一落千丈。沒辦法以口語表達又充滿攻擊性，她用咬人和拉別人頭髮來引起注意。

瓦德莉絲細數了他們這幾年的悲慘歲月。無論是經濟上的援助或有效的精神支持，我能做的都不多。我懷著沮喪的心情離開。就幫助露西安娜所做的嘗試來說，或許我沒有給瓦德莉絲她所需要的支持，沒能讓她有力量克服自己人生中的難關。現在，我會透過通信盡我所能燃起她的希望和勇氣，好讓我們一起重啟這個愛的工程。

露西安娜的案例顯示出醫生認為無可挽救的孩子仍有重生的希望，但她同時也是後續治療不能間斷的強力佐證，就算她的進展已經達到重大的里程碑也一樣。

## 帕朗的父母來信

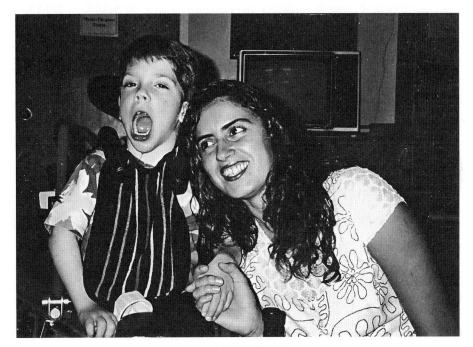

帕朗和蕾娜塔

　　我兒子帕朗（Param）持續從練瑜伽獲益，我想分享我的觀察。他九歲大，因為腦性麻痺而有嚴重的肢體障礙。一九九五年，我們何其有幸，索妮亞·蘇瑪的女兒蕾娜塔來我們位於維吉尼亞州的家中住下。長達四個月，一星期三天，蕾娜塔都會為帕朗上一小時的瑜伽課。

　　效果立刻就在他身上顯現出來。他的坐姿和坐姿平衡進步了。他緊繃的肌肉放鬆了，尤其是在肩膀、手臂和雙手的部分，這讓他能更容易做到需要上肢靈活度的動作。他頭部和頸部的對位❶改善了，也因此他

---

❶ Head and neck alignment，亦即頭部與頸部能居中對齊呈一直線。

保持頭部直立的時間增加了很多。就認知方面而言，他能在談話中保持較久的注意力，而不會很快就累了，聽人說話時也比較專注。隨著瑜伽療程的繼續，他的身體比較協調、穩定，也比較端正。由於規律練習所累積的助益，他的脊椎側彎角度減少了。在醫生和治療師看來，由於他的肌肉張力❷減低了，帕朗顯然不需要動本來預計要動的手術。這種手術往往是針對導致髖關節發育不良的肌群。

在此我想特別強調並表示認可，蕾娜塔在這個過程中發揮了直接的影響力。除了是一位很棒的瑜伽老師之外，她也是瑜伽精神的美好化身。索妮亞的女兒自幼就傳承了她對瑜伽的熱忱，在她的啓發之下，蕾娜塔長成一個發光發熱的人，充滿同情與喜悅，擁有爲世界奉獻的愛心。蕾娜塔不只是天賦異稟的瑜伽老師，也是合格的語言治療師，因而能給帕朗口腔動作的訓練。他的吐舌和其他肌肉張力過高的症狀大獲改善，這些都是蕾娜塔介入其中的直接結果。

總而言之，我相信帕朗持續從蕾娜塔於一九九五年爲他做的工作中獲益。我將此歸功於她身爲瑜伽治療師的專業，以及她身爲一個人的高尚情操與奉獻精神。謝謝妳，蕾娜塔，謝謝妳送給我們的美好禮物。

護理師李察・阿特曼・強森（Richard Atman Johnson）代表強森一家
寫於一九九七年五月二十六日
維吉尼亞州白金漢縣
（李察・強森專精於成人物理治療與復健）

---

❷肌肉張力（muscle tone）由中樞神經傳來的訊號所控制，張力過高的孩子處於肌肉緊繃的狀態，張力過低的孩子則顯得癱軟無力。

## 帕朗的物理治療師的見證

在大約四個月的期間當中，帕朗（九歲兒童，因腦性麻痺而有嚴重的全身肌張力不全及運動障礙）在每週定期的物理及職能綜合治療（簡稱PT-OT）之外，有幸定期接受額外的瑜伽治療。前者的內容主要是神經發展治療、骨科物理治療、肌筋膜放鬆技巧，並依照所需使用一般慣用的擺位輔具、行動輔具及輔助技術。

在這段結合瑜伽與傳統PT-OT療法期間，帕朗的症狀顯著的改善有：

一、中樞神經系統顯然整體鎮定下來，全身突然呈現伸直模式的傾向緩和了，經由嚴重的「戽斗」（下顎前伸）產生肌肉張力的傾向減輕了，在刻意用力的時候屏住氣息的傾向也緩和了。

二、在做有意識的動作時，上肢肌肉張力減低，使得帕朗能更容易搆到並按下開關控制玩具。

三、被動關節活動的範圍擴大，尤其是在腿後肌群及髖關節內收肌群（內側旋轉肌）的部位，這讓帕朗有生以來第一次能夠自己盤腿坐在墊子上。

四、要求他專心時，帕朗把注意力拉回來的能力增強了；分心的情況減輕；眼神接觸增加。

五、帕朗的呼吸模式明顯改善，呼吸變得較慢且較深。

六、帕朗較能察覺自己的身體處於高張力的緊繃狀態，並能自己抑制此一張力。

七、自尊及自信明顯改善。

帕朗的案例明確顯示出對傳統的物理及職能治療而言，瑜伽是相當有益的輔助療法，它以安全、溫和而愛憐的方式，對加強帕朗的生理、心智與情緒發展都有貢獻。

凱瑟琳・T・博艾克（Kathryn T. Broecker，運動員復健碩士）
里奇蒙腦性麻痺中心（Richmond Cerebral Palsy Center）物理治療主任
一九九七年四月二十一日寫於維吉尼亞州里奇蒙市

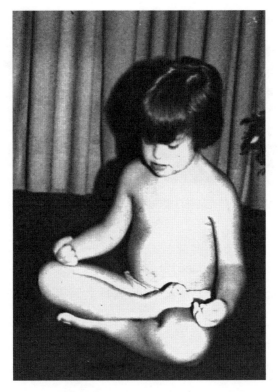

毛利西歐做半蓮花式（Arddha Padmäsana）

　　因為我的第四個孩子毛利西歐（Maurício），我開始涉獵瑜伽。毛利西歐生來就有唐氏症，瑜伽對他的心智及情緒發展有著深刻的影響。拜瑜伽之賜，他得以在三歲時進入一般的幼稚園就讀。在幼稚園裡，他對課程適應良好，和老師及其他同齡的孩子都能交朋友。

　　在我眼裡，毛利西歐是個先天受到限制的孩子，但也擁有很大的潛能。練瑜伽的好處很多，包括幫助他養成專注力、平衡感及肢體協調。除了瑜伽治療以外，毛利西歐也參與地方診所的早療計畫。

索蘭芝・麥肯納（Solange Macagnnan）

一九八六年一月十日寫於上克魯茲（Cruz Alta）

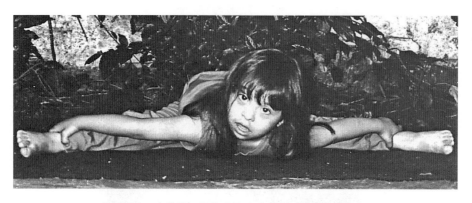

伊莎貝拉·克莉絲汀娜做坐角式（Upavishta Konäsana）

　　我名叫艾麗安妮（Eliane），我的五歲女兒伊莎貝拉·克莉絲汀娜（Isabela Cristina）有唐氏症。她在七個月大時開始瑜伽治療。從那之後，她就有絕佳的姿勢和良好的肌力。她的一般理解力進步了，她的創造力和想像力也萌芽開花。

　　想要認識瑜伽的好處，你一定要練瑜伽。瑜伽促進整個人的發展。它以新鮮的血液滋潤腦細胞而刺激腦部。它平衡情緒、強化心肺、伸展並鍛鍊肌肉，最終有益於整體身心。另一個我喜歡瑜伽的地方，在於它不只針對有特殊需求的孩子。在索妮亞的瑜伽學校，有特殊需求的學生和其他瑜伽學生一起練瑜伽。如此一來，瑜伽成為團體融合過程的自然場景。

　　伊莎貝拉和我都很喜歡瑜伽。我希望她永遠不會停止練習。

艾麗安妮·德·柯斯塔（Eliane da Costa）

一九九一年十一月十五日寫於美景市

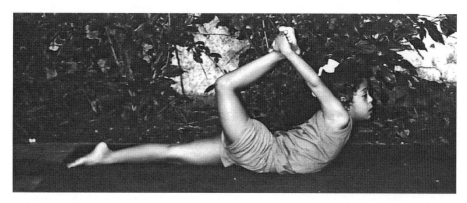

蘿瑞娜

　　我最初是從報上的一篇文章得知索妮亞‧蘇瑪的瑜伽療法。我立刻就覺得索妮亞一定能了解我的孩子帶給我的心痛。我確定她能解答我所有的問題，因為她是個成功的母親，已經走完了我才剛踏上的旅途。

　　如今我女兒和我有機會體會到練瑜伽的一些好處，都要感謝神讓我讀到那篇報導，帶領我認識索妮亞‧蘇瑪和她的瑜伽練習團體。我說的「團體」真的就如字面上一般，是個團結的群體，因為我們全都是朋友，被同樣的原因牽繫在一起，開誠布公地交換想法與經驗，彼此互相扶持。

　　蘿瑞娜（Lorena）於一九八三年開始隨索妮亞練瑜伽，當時她九個月大，現在瑜伽是我們每天生活的一部分。瑜伽全面得多，不像任何只鍛鍊到局部的運動。

　　現在，小蘿九歲了，就讀於我們家附近的一所公立學校。很難形容瑜伽帶給我們的光明、平靜、力量與樂觀。我的小女兒是個快樂、聰慧、善於溝通的孩子。我們非常以她為豪。

　　　　　　　　葛洛莉雅‧布福‧莫雷伊拉（Glória Buval Moreira）
　　　　　　　　一九九一年十二月一日寫於美景市

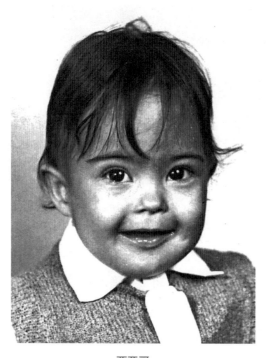

西亞哥

一九八四年八月，我們的兒子西亞哥（Thiago）出生了，醫院裡的小兒科醫生診斷他有唐氏症。醫生向我們解釋兒子的狀況時完全沒有同理心，讓我先生和我很錯愕。醫生告訴我們，西亞哥永遠都會是個問題，我們做什麼都不能改善他的狀況。

一天，有位鄰居借我索妮亞·蘇瑪這本書第一版，我興味盎然地讀了，然後我決定爲了西亞哥去見索妮亞。他二十天大時開始在她的中心接受瑜伽治療。索妮亞把我需要知道的一切教給我，甚至包括自然飲食法和食物烹調法。西亞哥現在一歲，不吃肉和白糖。他很健康，從沒吃過什麼藥。

西亞哥和醫生宣判的預後狀況完全相反。他是個聰明快樂的孩子，機警、敏銳，也很清楚他和他人的關係。在他身上，我最愛的一點就是他傳遞給每個人的愛──感謝瑜伽和索妮亞。

瑪麗亞·費雷拉·里貝羅（Maria Ferreira Ribeiro）與
奧蘭多·阿勞約·里貝羅（Orlando Araujo Ribeiro）夫婦
一九八五年十二月四日寫於美景市

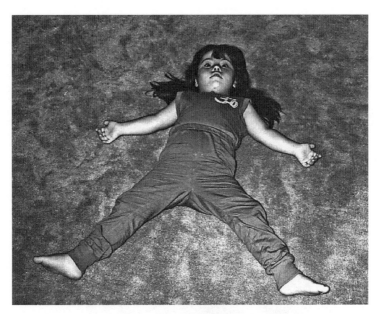

伊莎貝拉以大休息式（Savāsana）放鬆

　　伊莎貝拉（Isabela）五個月大時開始接受瑜伽治療。在那之前，為了獲取唐氏症相關的資訊，我們諮詢過許多醫生。我們一直尋尋覓覓，直到找到對的人為止，那個人就是索妮亞・蘇瑪。評估過伊莎貝拉之後，索妮亞讓我們第一次對未來有了希望，她照亮了原本一片黑暗的地方。伊莎貝拉練瑜伽的第一個月，我們就注意到她的發展在許多方面都有顯著進步，證明了瑜伽本質上對我們女兒的治療是有價值的。

　　現在，伊莎貝拉快要滿四歲了。她是個適應良好、快快樂樂的孩子，我們以她為豪。

艾拉希・伊娜西歐・馬格雷斯・吉雅妮（Araci Inácio Magalhães Giani）

一九九一年十一月十八日寫於美景市

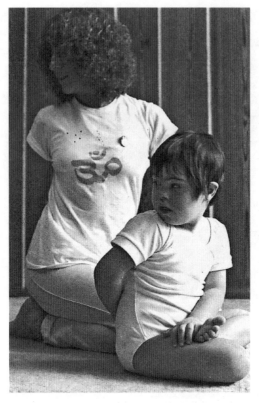

伊洛伊莎和索妮亞練習坐姿扭轉式
（Matsyendräsana）的變化版

　　寥寥數語不足以盡述瑜伽爲我女兒所做的一切。儘管如此，我還是要分享我的見證，給許多爲唐寶寶尋求生活改善之道的母親參考。多虧了瑜伽的呼吸練習和體位法，我三歲半的女兒伊洛伊莎（Eloísa）是個平衡、冷靜、快樂的孩子。以她的年齡來講，她的發展幾乎都很正常。她會走路，會說話，認識附近的每位鄰居，今年進入一所普通幼稚園就讀。

　　我們深深感激索妮亞·蘇瑪，她是一位有天分又有愛心的老師。

瑪麗亞·彼達迪·奇桑（Maria Piedade Kilson）

一九八五年十二月一日寫於美景市

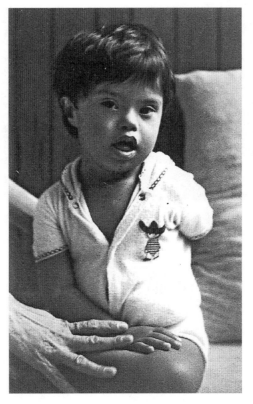

埃里諾

　　兩年前，我的兒子埃里諾（Helinho）開始隨索妮亞．蘇瑪練瑜伽。就他心智和生理的發展而言，我們很快就看到成效。他的邏輯能力和專注力提升了，就連其他為他診治的專家都很訝異。

　　最近，埃里諾動了兩次手術。雖然年僅三歲，但他對整個過程的理解讓我們覺得很不可思議。像這樣的經驗能給障礙兒的母親希望，讓我們相信我們的兒女有一天也能成為社會上可以自立的一員。

　　　　瑪麗亞．露易莎．梨珊德．戈麥斯（Maria Luiza Resende Gomes）

　　　　一九八五年十一月三日寫於美景市

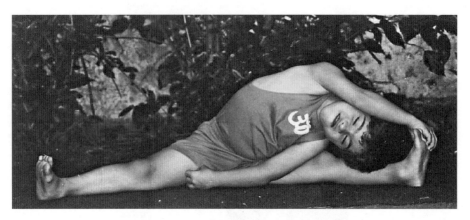

安立奎做坐角式 (Upavishta konäsana) 的變化動作

　　任何有幸與索妮亞·蘇瑪合作的父母，一定都會在孩子的發展上看到很大的進步。至今三年了，我們的兒子安立奎（Henrique）享受到練瑜伽的好處，在每天的生活中，就肢體和心智的層面而言，他都呈現出顯著的進步。

　　我們永遠都會感激索妮亞·蘇瑪爲了助人所做的奉獻，以及她給予我們的指導與協助。

格勞西亞·馬格雷斯（Gláucia Magalhães）

與阿洛伊西奧·馬格雷斯（Aloísio Magalhães）夫婦

一九九一年十一月十二日寫於美景市

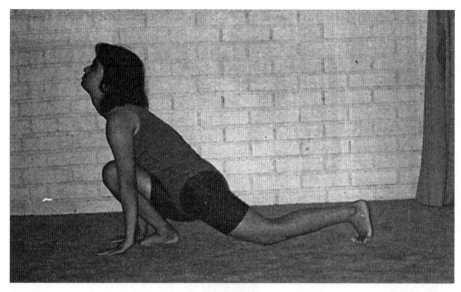

阿帕蕾西達

　　阿帕蕾西達（Aparecida）在索妮亞的中心學瑜伽，到現在已經七年了。這段期間，我們看到一個又一個的進步。她的呼吸既深沉又規律，她的身體既平衡又美麗。她總是平靜而隨和。瑜伽是她人生中最好的一件事，她很愛她的老師和班級。在瑜伽中心，她得到的沒有批評只有鼓勵。我們對阿帕蕾西達的進展很滿意，想對索妮亞·蘇瑪說聲「謝謝妳」。

瑪莉葉塔·克萊利亞·康普斯（Marieta Clélia Campos）
一九九一年十一月二十九日寫於美景市

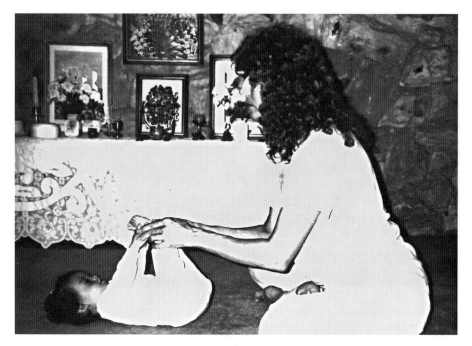

泰伊莎

面對我的女兒泰伊莎（Taíza），我總是試著專注在事情的光明面，全心全意相信她與生俱來的潛能。以前我研究過一些療法，想看看哪一種最適合她。依我之見，為孩子選擇最好的治療形式是父母的責任。

最後，我找到了瑜伽。瑜伽是一種溫和而和諧的身心運動，雖然我女兒和我才剛練瑜伽不久，但我們已經能看到絕佳的成效。就許多層面而言，我們的人生都改變了，而且我們兩個都覺得更能自立自強，內心充滿平靜。

我深深感激索妮亞·蘇瑪和我們分享那些珍貴的教誨。

艾蓮妮希·迪昂·馬奇斯·德·奧利維拉（Helenicé Ude Marques de Oliveira）

一九九一年十一月十三日寫於美景市

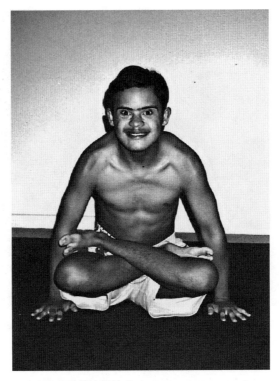

安立奎做離地蓮花式（Utthitha Padmäsana）

　　索妮亞・蘇瑪是第一個教我相信我孩子的人。她讓我明白我對他的愛絕對有助於我倆共創更明亮的未來。

　　現在，我將安立奎的出生和我大兒子艾爾伯（Elber）的死去視為人生新階段的開始。在索妮亞的協助之下，我學會放下過去的苦澀，也學會以公平的眼光看待我人生中經歷的一切，無論是喜是悲。

　　瑪麗亞・德・洛迪斯・拉莫斯・德・蘇薩（Maria de Lourdes Ramos de Souza）

　　一九九四年三月十四日寫於美景市

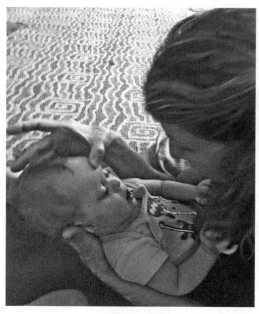

肯尼

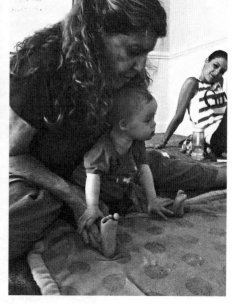

肯尼與索妮亞

　　二〇一一年六月三十日，我的兒子肯尼斯‧泰勒（Kenneth Tylor）出生了。不久後，約翰和我得知他天生患有唐氏症。我本來有滿滿的愛，現在我只覺得一頭霧水。肯尼看起來很完美，對我們來說也依舊很完美。我立刻就瘋狂投入研究。要從哪開始呢？如果我連從何下手都不知道，我要怎麼帶領並協助肯尼發揮出他最好的一面？

　　十一年前，我完成了第一次的瑜伽老師訓練課程。那是一道不可思議的光芒，指引了我的方向，改變了我人生的軌跡。我開始研究唐寶寶瑜伽，一查之下，索妮亞的名字和資料就陸陸續續冒了出來。我查到她的書，立刻買了一本，再次覺得自己在風暴中找到了一線光芒。

　　時間快轉到肯尼四個月大，早療人員要來評估肯尼的狀況。這件事本身就讓人壓力很大，我要怎麼保護他？來我們家的治療師出乎意料地提到瑜伽，並問我聽過索妮亞的課程沒有。我說我聽過，現在正設法收集資料。治

療師克莉絲蒂（Christie）告訴我們，第二天她就要動身去紐約取得證照。她同意接下肯尼的案子，我再次覺得很幸運也很興奮。克莉絲蒂學成歸來，準備好要教肯尼瑜伽了。開始上課之後，肯尼立刻就愛上這件事。他愛唱誦「唵」（OM），也愛克莉絲蒂！我不可思議地看著他對這件美事的期待。隨著每一次的練習，肯尼都越來越強壯。

對肯尼和所有相關人員來說，這套療程都是一個轉捩點。他的發展突飛猛進，除了注意力提高，也越來越有力氣。我喜出望外，樂得眉開眼笑！肯尼甚至是百分之一耳朵沒有分泌物的患者，我相信倒立式會讓肯尼的耳朵繼續保持乾淨。我很快就報名了這套療程。我知道當我第一次接受瑜伽老師的訓練時，我沒有成為瑜伽教室的老師，但肯尼出生後，我練瑜伽的目標和天職就變得非常清楚。

肯尼持續隨著每次的練習成長。在這套美好療程的激發之下，他的覺知清楚得不得了。治療師都對肯尼的進展很訝異。我們的職能治療師蘿拉（Laura）深深相信，瑜伽是肯尼持續進步並對所有治療反應良好的原因。索妮亞的課程讓她大開眼界！

能夠向索妮亞學習，能有她的智慧作為指引，我也覺得不可思議，而且何其有幸。

金柏莉・歐芙尼克（Kimberlee Ovnik）
二〇一二年四月寫於伊利諾州芝加哥

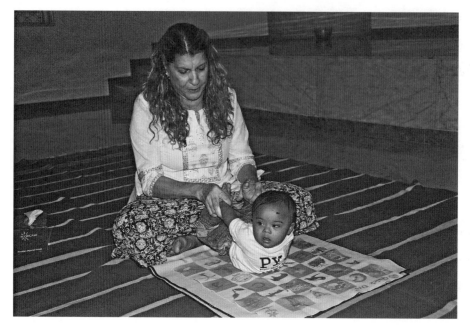

桑崔與索妮亞

　　打從我兒子出生，我就用索妮亞‧蘇瑪的方式和他一起練瑜伽。桑崔（Sanshray）生來患有唐氏症，這種方式為他帶來了顯著的成效。在印度，我住的地方沒有任何相關的醫療資源，瑜伽是我唯一能為我兒子做的事。去年，我在印度的哥印拜陀（Coimbatore）上了索妮亞的「特殊兒童瑜伽」訓練課。課程不只讓我學到如何給桑崔更多協助，也讓我更了解我自己。

　　我學到如何幫助每一個人，也學會看見每一個人都是獨特的個體。謝謝妳給我一段這麼美好的經歷。我從索妮亞那裡學到了很多，我希望自己至少能將一點皮毛用在我兒子和其他與我合作的人身上。

薩莉卡‧普拉薩德（Sarika Prasad）
二○一二年寫於印度哥印拜陀

道森的作文老師：「道森，如果可以，你想變成什麼聲音？」
道森：「沉默的聲音。」

二〇一三年七月二十五，上完一堂特殊兒童瑜伽課之後

道森（Danson）是我們見過最快樂的孩子。十四年後，他依舊是最喜悅、最貼心的少年，渾身充滿愛的能量。自閉症再加上不善言語，我兒子道森過得並不順遂。有時候，他很難感覺到自己的身體，來自四面八方的感官刺激讓他無法招架。他無法過濾環境中朝他襲來的各種聲音，這些聲音在他聽來都屬於同一個頻率（例如外面的車聲、旁人對他說話的聲音、電流通過牆壁的聲音）。

我在非常低潮的時候找到索妮亞。由於道森在學校受到不當對待，我們讓他脫離學校、在家自學。我迫切地尋找與他溝通交流的辦法。透過「特殊兒童瑜伽」，道森人生中第一次開始感到身體的平穩與內心的安寧。在這種平和的狀態底下，他開始和其他人有了交流。

根據道森的老師布里安（Brianne）的說法，上完瑜伽課之後再回來，道森能夠坐下來專心做功課的時間是平常的兩倍之久，而且他顯得較為自在而平靜。他坐得住的時間比較長，不會那麼頻繁地走來走去。同樣的，上過瑜伽之後，他的問題行為消失了。每天早晨，我們醒來就會做一些溫和的體位法，這些體位法來自《特殊兒童瑜伽》的「互動階段練習」。每天晚上，我們則聽著索妮亞·蘇瑪的新CD《靈魂對靈魂》（Soul to Soul）裡的「深度放鬆」入睡。我們心愛的老師索妮亞，還有道森心愛的老師潔西卡（Jessica），我們對兩位的感激無法丈量。

蜜雪兒·皮爾斯·伯恩斯（Michele Pierce Burns）
二〇一三年七月寫於紐約布朗克斯區

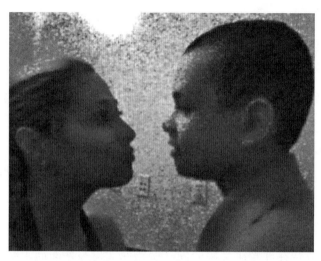

道森和他的瑜伽老師潔西卡·札德（Jessica Zander）之間美好的交流

## 潔西卡·札德的語錄

　　回想八個月前和這個非比尋常的少年第一次上課，我最記得的是道森繞圈圈走的一幕，那是一種移動式的冥想法。我邀他到瑜伽墊上，然後唱誦「唵」三次。但他只是繞著我走，一直靠牆壁很近，不斷前後搖晃。我明白道森不是用說話的方式和人溝通。當我請他複誦「哈哩唵」（Hari Om），他不再繞圈圈走來走去，而是深深望著我的眼睛，過了幾秒才又開始繞著我走。我唱誦了這句梵咒，停下來等他的回應，雙手繼續打拍子。他繞得越來越小圈，很快的，他變成靠我很近地繞圈圈，在每一圈的開頭和結尾都輕輕摸一下我的頭。接著，他摸摸我的嘴唇，我繼續唱誦、暫停、再唱誦，直到他停下腳步，不再繞圈圈。我朝他伸出手，然後拍拍我面前的瑜伽墊。道森露出開心的笑容，一屁股坐到墊子上。他讓我把他的雙腿調整成好坐的姿勢，接著我們就開始上課了。「特殊兒童瑜伽」練習法的核心，也就是靈魂對靈魂的交流，已經建立起來了。

下一堂課,到了開始唱誦三次「唵」的時間,道森靠我很近地繞圈走,在前兩次的「唵」當中搖來晃去,接著,到了最後一次的「唵」,他跪在我面前,將他的額頭貼上我的嘴唇,感覺我嘴唇的震動。許多個月後,我有一次很棒的機會可以參與道森的快速提示法❸書寫課,我問他覺得我們的唱誦怎麼樣,他一個一個慢慢指向字母板上的字母,拼出一整句話:「唱誦的時候,我從內心回應妳。我們一起唱的時候,我看到色彩。」在同一堂書寫課上,他告訴我,瑜伽帶領他認識了他本來不知道自己擁有的身體部位。看他這樣透過書寫談論瑜伽是很美的經驗,但我對他內心的想法並不覺得訝異。我是他的老師。我對這一切都心知肚明了。

道森的體位法練習蘊藏著一股深水靜流的能量。他自有他不同的頻率(許多患有自閉症的孩子皆是如此),我的目標是順著他的頻率,把完整的瑜伽課程教給他,包括旋轉、前彎、後彎、站立、平衡和倒立。我沒有先入為主的期望,每一堂課都很高興看到他交出新的成績。

他在瑜伽練習上已經走了這麼遠,冒險挑戰各種動作,既信任他自己的身體,也信任我的身體。本來不敢嘗試蛇式的道森,現在敞開心扉迎接弓式。本來不敢抬起屁股做出橋式的道森,現在進步到肩立式……這麼多令我引以為豪的進步!無論是在瑜伽墊上或瑜伽墊外,能夠參與道森的旅程,我很榮幸也很感激。唵善締❹!

潔西卡・札德
特殊教育碩士
「特殊兒童瑜伽」合格瑜伽老師
二〇一三年五月寫於紐約市

---

❸ Rapid Prompting Method,簡稱RPM,針對自閉症患者設計的一種教學法,使用快速口語刺激來提供指示,在給予提示後立刻要求學生回應。

❹ Om Shanthi,祝禱語,「願平安」。

「瑜伽喚醒我沉睡的身體，又讓我過動的身體安定下來。必須是直覺很強的人才有辦法帶領我。潔西卡平和地飛進未知的世界。索妮亞則有改變人的能力。敬她們的耐心。」

道森・曼德拉・瓦布（Danson Mandela Wambua）
寫於十四歲時

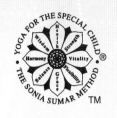

YOGA FOR THE SPECIAL CHILD ®
Healing · Wisdom · Strength · Vitality · Flexibility · Grace · Balance · Harmony
THE SONIA SUMAR METHOD ™

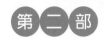

第二部

# 特殊兒童瑜伽指導手冊

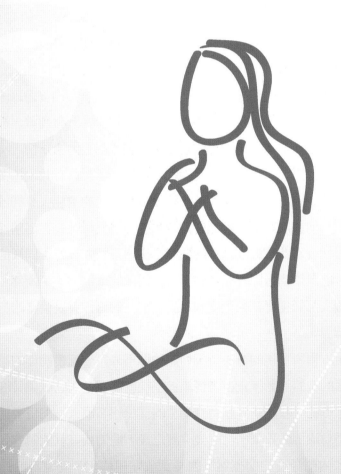

# 3 瑜伽入門

　　瑜伽是一套身心練習的科學系統，源自三千多年前的印度。它的目標是要幫助每一個人發揮最大的潛能，並享有長長久久的健康快樂。透過瑜伽，我們可以將健康、豐碩的歲月延長到超過一般認定的範圍，同時又改善生活的品質。

　　不分大人小孩，我的教學法的核心是一種叫做「哈達瑜伽」的瑜伽支系。哈達瑜伽從人體構造的層次開始，有助矯正脊椎、增加柔軟度、強化肌肉和肌腱。同時，內臟也受到鍛鍊而變得更年輕。表皮、消化、淋巴、血液循環和心肺呼吸系統的毒素和廢棄物質得以淨化，神經和內分泌系統得以平衡並強化，腦細胞獲得養分與刺激。最終的結果就是頭腦更清楚、情緒更穩定，整體感覺都更健康愉快。

　　由於瑜伽對這麼多不同的層面都有作用，所以就有效治療慢性病和正規療法成效不彰的疾病而言，瑜伽具有很大的潛能。有鑑於此，唐寶寶和其他發展障礙兒練瑜伽的成果往往讓父母師長喜出望外，因為他們很快就藉此掌握到基本的肢體、溝通及認知技能。同樣的瑜伽練習，也能幫助學習障礙兒發展日常生活中的專注力、平衡感和穩定度。每個人都能獲得某種程度的益處，唯一的條件就是恰當的指導和固定的練習。

　　學習本書所呈現的方法時，切記瑜伽不只是一種慢動作的柔軟體操或表面的肢體運動。正確練習的人很快就能體會到它既深又廣的好處。有鑑於此，我總是建議特殊學生的父母報名成人瑜伽班，他們才能親自體會瑜伽的效果。上過幾堂課之後，他們或許就能體會到以下的好處：內部深層的緊繃與淤塞得到放鬆與軟化、感覺身心達到平衡，以及神采奕奕度過一整天的活力。

在我們的教學中心，我常常提醒學生不要勉強或逼迫自己。瑜伽不是競賽，也不是速效藥。如同龜兔賽跑的寓言故事，瑜伽偏好安靜而持續的努力，不喜歡戲劇化的誇張演出和表面上的成就。瑜伽不是要我們一夜之間超越自己的能力，而是要我們從接受自己的極限開始，無論你的極限在哪裡，然後以這種自我接受為基礎練習下去。在日復一日的練習當中，我們漸漸學會超越極限，一步又一步。如此一來，真正而長久的進展才有可能。

## 瑜伽的五個面向

在我們位於巴西的教學中心，我們採用自從有瑜伽以來，全世界通行的這套基本體系。以我針對特殊兒童的工作而言，我將這些方法區分成五個練習的領域：（一）梵咒或唱誦；（二）潔淨法；（三）呼吸法；（四）體位法；（五）大休息或深度放鬆。

**「體位法」**顧名思義指的是體位或姿勢。根據一份權威的古老文獻[1]，體位是「身體的一個特定姿勢，這個姿勢既穩定又舒服」。我比較喜歡稱這些體位為「心身位」，因為它們是瑜伽身心整合工作的基礎。超過一百種經典體位，再加上許多的變化式，可以歸納成兩大類：主動和被動。主動體位鍛鍊特定的肌肉和神經，有益器官和內分泌腺體，並活化大腦細胞。被動體位主要是用在冥想、放鬆和呼吸法的練習。完整的一套瑜伽體位法涵蓋全身，名副其實從頭頂到腳尖。固定的練習有助矯正姿勢及人體組織的異常，並讓整個生理系統維持在最佳狀態。

練習體位法最大的益處，來自於我們學會如何以指定的姿勢放鬆時。與多數人的想法相反，真正的放鬆是在極度專注的狀態下所產生的結果。在這種狀態下，心思完全專注在單一目標上。練習體位法的過程中，人體就是專注的目標。學生把心思集中在吸進和呼出的氣息、不同肌肉群穩定的彎曲與伸直，抑或是人體其他的知覺感受上。

---

[1] 《瑜伽經》（*The Yoga Sutras of Patanjali*）。

理想上，整堂瑜伽課從頭到尾都應保持這種內觀的狀態。

「呼吸法」是一門好好呼吸的學問。呼吸是所有人體細胞主要的養分來源。我們不吃飯還能活幾星期，不喝水還能活幾天，但是不呼吸就只能活幾分鐘了。一般人只用到整體肺活量的七分之一左右。學習以深度的腹式呼吸增加肺活量，外加特定的呼吸法練習，就能促進不可或缺的能量在人體各器官間流動，建立對疾病的抵抗力，並克服許多身體上的病痛。

我們的呼吸方式對神經系統也有深刻的影響。腦部所耗費的氧氣是其他人體細胞的三倍。藉由調節呼吸並增加腦部細胞的含氧量，我們可以幫助軀體神經系統和自律神經系統❶的強化與復甦。持之以恆練習下去，呼吸法對心理及情緒的穩定也有強大的效用。

在每一堂瑜伽課的開始，我們都會先做幾種呼吸練習，讓學生為接下來的體位法做好準備。呼吸法和體位法攜手平衡並整合不同的生理機能，幫助化解可能阻礙人體能量流動的情緒障礙及不良習慣模式。

「潔淨法」包括排除呼吸系統多餘的痰和黏液的呼吸法、眼睛運動，以及滾胃法（nauli kriya）——單獨滾動腹部肌肉的一種特殊技法。若是練習方法正確，最後這一項技法能給予腹腔器官強效的自我按摩，進而改善消化並緩解便秘。

「梵咒或唱誦」結合手部的動作與不同聲音的組合，促進專注力、呼吸的協調、溝通和肢體活動技能，乃至於欣賞音調與和諧的本質。此外，研究顯示重複特定聲音模式對神經系統及心理狀態有安定及治療的功效。梵唱的概念就跟鳥兒的啁啾、嘩啦啦的雨聲或心跳和呼吸的內在節奏一樣古老而自然。將梵唱與傳統瑜伽動作結合，就能為所有程度的瑜伽練習者營造出一個平靜的環境。

傳統上，「深度放鬆」是每一次瑜伽練習的結尾和巔峰。在十至

---

❶ 運動神經系統分為軀體神經系統（自主）和自律神經系統（非自主），前者受到意志控制，後者則否。

二十分鐘完全的沉默與靜止當中，深度放鬆讓人體吸收之前做的體位法、呼吸法和潔淨法的所有好處。

針對嬰幼兒的練習而言，為了引導放鬆會用輕柔的音樂搭配足部和後頸的按摩。不分大人小孩，深度放鬆始於躺下來、掌心向上、兩腳分開三十至六十公分。瑜伽老師運用輕柔的背景音樂和柔和的光線，溫和地引導學生完成放鬆過程，藉由把注意力帶到人體各部位，漸次放鬆身心雙方面的壓力與緊繃。這部分的練習會用到觀想與冥想的技法，學生藉此將他們的意念引導到人體當中緊繃及滯塞之處。接下來是一段短暫的隨意放鬆時間，課程最終則將學生的覺知帶回身體上。

生活中，我們需要學會在一段時間的活動過後如何放鬆下來。每個人大約花三分之一日的時間睡覺，試圖把一天消耗的能量與精力恢復過來。不幸的是，很多人從來無法達到這個目標，因為他們還沒學會放鬆的要素。固定練習深度放鬆有助紓解緊張情緒，並預防壓力的累積。結果就是我們整體的健康狀況改善了，每天的生活也變得更平靜而和諧。

# 4 早期發展階段 ①

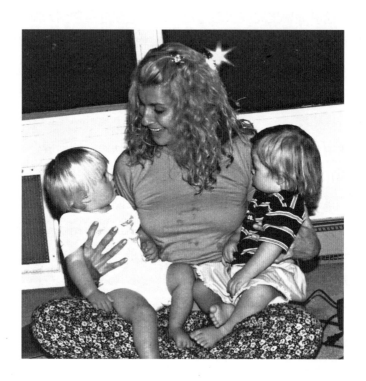

　　年復一年，隨著我持續為有特殊需求的孩子服務，我發現將學生的發展分為幾個階段很有幫助。這讓我能為每個階段設計專門的課程，針對孩子發展過程中的各種程度量身訂做練習與教學法。

　　一般而言，我都鼓勵父母盡早開始讓孩子練瑜伽，然而卻也有這條原則並不適用的時候。手術或疾病就是造成延後的合理原因。有時候，父母直到孩子已經是青少年了才得知我們的課程，於是他們就覺

---

① 為了方便與清楚，我選擇在本書中替換使用不同性別的人稱代名詞。第四章用代名詞「他」、第五章用代名詞「她」，以此類推。

得來不及了。這種想法大錯特錯。在我的教學中心，父母為孩子報名的年紀小到兩週、大到十四歲，但凡持之以恆練習下去的孩子，父母都會很滿意地看到長足的進步。

不分年齡，我的第一步是評估孩子發展障礙的程度。如此一來，我才能判斷把他安排在哪一個課程比較恰當。在某些案例中，孩子的生理年齡和發展程度有很大的落差。而在其他案例中，孩子的肢體活動與認知能力則相當接近該年齡群的平均值。沒有兩個孩子是一模一樣的，他們的發展速度會反映這些差異。

從第五章到第八章，我將呈現一系列為我的特殊需求瑜伽學生設計的療法，每一章分別注重不同的發展階段，這幾個階段及它們各自針對的特定領域概述如下：

## 預備階段（出生至六個月大）[2]

預備階段的課程包含一系列十一種練習，專門設計幫助嬰幼兒為體位法的練習做好準備。在這個階段，孩子在瑜伽課堂上完全處於被動，他們會吸收做這些運動的益處，但沒有任何明顯可見的反應。

## 誘導階段（六個月大至一歲）

誘導階段的課程包含許多與預備階段相同的練習，外加一些相對容易做到的基礎體位法。隨著肢體控制與身體覺知的逐漸發展，孩子開始回應老師的誘導動作，做出彎曲或伸直的反應。最後孩子的發展程度會來到他能在老師的協助之下，短時間保持舒服而穩定的姿勢。

## 互動階段（一歲至兩歲）

在互動階段的課程裡，孩子學習參與更多各種各樣的動作和姿勢。隨著參與度提高，他需要的協助減少了，很快就能學會在沒有協

---

[2]「出生至六個月大」指的是預備階段的孩子的發展程度。舉例而言，六歲大的孩子如果只有五個月娃娃的肢體活動發展程度，那他就需要從這個階段開始。

助的情況下保持某些姿勢，還有些姿勢則是藉由用手碰觸引導而做到。此時老師的任務在於提供孩子剛好足夠的支援，讓他在沒有勉強或不適的前提保持在指導的姿勢。

## 模仿階段（兩歲至三歲）

在這個階段，孩子的肢體活動及認知技能發展到不需協助就能站能走，並能模仿他人的動作。現在是時候讓他開始練習體位法和呼吸法了，老師只從旁給予最少的肢體協助。為了推動這個過程的進展，父母或瑜伽老師應該要會做例行的幾套瑜伽基礎動作，因為孩子經由模仿他人來學習是最快的。

在我們的教學中心，上述四個階段的課程都是以個人為基礎進行。我們鼓勵孩子一週最少上兩堂半小時的課。雖然每一階段的表定課程長度是六個月或一年，但每個人的時間長短卻可能有很大的差異。這取決於孩子的年紀、能力、居家環境，乃至於練習的頻率。能夠陪孩子在家做例行瑜伽練習的父母，自然會更快看到進一步的成果。

瑜伽療法的好處從我女兒蕾娜塔於一九九四年進行的一項研究計畫看得出來。該計畫是她語言病理學學位論文的一部分。計畫內容包括八篇個人專訪，她訪問了八位我們美景市瑜伽中心學生的父母。這八位學生都患有唐氏症，其中兩位是男孩，另外六位是女孩，年齡橫跨三歲到十四歲不等。他們全都每星期上兩堂瑜伽課，有幾位依舊是我瑜伽中心的學生，其他則至少練了二至三年。

訪談內容包括詢問父母有關孩子在幾個關鍵領域的重大發展里程碑：大肌肉運動技巧（gross motor skills）、溝通技巧，以及個人／社交發展。訪談結果和另外兩組孩子的發展速度相對照：一組是沒有障礙的孩子，另一組是患有唐氏症、不曾練過瑜伽但接受過其他早期療育法的孩子[3]（參見八十八頁）。

---

[3]無障礙兒童及唐氏症兒童的發展速度，乃至於88頁表格上的其他數據，皆來自於Mark Selikowitz所著 *Down Syndrome: The Facts*（一九九〇年牛津大學出版）一書。

此一調查的整體精確度受到幾項變數的影響。首先，參與我女兒研究計畫的孩子，有些直到一歲以後才開始接受瑜伽療法。另一項變數在於父母每週帶孩子在家練瑜伽的次數。儘管如此，幾乎在每一個發展領域，瑜伽組的表現還是優於另一個唐氏症組別。在六個里程碑的類別中（「自己坐」、「開口說第一個字」、「微笑回應」、「用手抓東西吃」、「排便控制」和「自己穿衣服」），瑜伽組的數據接近沒有障礙的孩子。

在我們的中心，開始上課之前，我總是先針對即將加入的學生做個人評估，並與父母進行訪談。正常來講，我會請父母填一份我為特殊需求瑜伽學生設計的問卷（九十二至九十三頁）。為了評估你的孩子，你首先要看過這份問卷，特別注意第十五題到第二十題。第十五到二十題針對的是一些特定的醫療狀況，這些狀況可能不允許你的孩子做某些瑜伽動作。

如果你的孩子在接受藥物治療，請跟藥劑師或醫生確認讓孩子做倒立動作是否安全。如果你的孩子有癲癇、有心臟或脊椎的問題，又或者最近生過病、動過手術，你則需要聯絡能夠執行本書教法的合格瑜伽老師 ④。瑜伽老師會評估孩子的需求，並諮詢孩子的醫生，為孩子規劃一套安全的瑜伽課程。在這樣的情況下，請勿未經專業指導就貿然投入瑜伽療程。

下一步是評估孩子的肢體活動技能及感官刺激反應能力（參見八十九頁）。

你可以根據下列五個要素來評估孩子的需求，並為他選擇適合的瑜伽療程：一、肌肉張力；二、反射作用；三、柔軟度；四、骨骼構造；五、身體構造對稱性。你也可以利用下述指導方針進行評估：

## 預備階段的需求條件

還不具備任何基礎肢體活動技能的嬰幼兒，需要從預備階段的課

---

④ 全球「特殊兒童瑜伽合格老師」清單可從我們的網站查到：www.specialyoga.com

# 重大發展里程碑

| 發展領域 | 無障礙兒童 | | 瑜伽組 * | | 唐氏症兒童 | |
|---|---|---|---|---|---|---|
| | 平均年齡 | 年齡範圍 | 平均年齡 | 年齡範圍 | 平均年齡 | 年齡範圍 |
| **1. 大肌肉運動技巧** | | | | | | |
| 自己坐 | 6個月 | 5到9個月 | 7個月 | 6到9個月 | 11個月 | 6到30個月 |
| 爬行 | 9個月 | 6到12個月 | 14個月 | 11到24個月 | 15個月 | 8到22個月 |
| 站立 | 11個月 | 8到17個月 | 19個月 | 10到30個月 | 20個月 | 12到39個月 |
| 自己走 | 14個月 | 9到18個月 | 22個月 | 16到36個月 | 26個月 | 12到48個月 |
| **2. 語言技能** | | | | | | |
| 第一個字 | 12個月 | 8到23個月 | 15個月 | 10到24個月 | 23個月 | 12到48個月 |
| 兩個字的詞組 | 2歲 | 15到32個月 | 3歲 | 16個月到5歲 | 3歲 | 2歲至7歲半 |
| **3. 個人／社交技能** | | | | | | |
| 微笑回應 | 1個半月 | 1到3個月 | 2個月 | 1到4個月 | 3個月 | 1個半月到5個月 |
| 用手抓東西吃 | 10個月 | 7到14個月 | 11個月 | 7到18個月 | 18個月 | 10到24個月 |
| 用杯子喝東西 | 13個月 | 9到17個月 | 18個月 | 9到24個月 | 23個月 | 12到32個月 |
| 使用湯匙 | 14個月 | 12到20個月 | 26個月 | 12到30個月 | 29個月 | 13到39個月 |
| 排便控制 | 22個月 | 16到42個月 | 28個月 | 18到36個月 | 45個月 | 2歲到7歲 |
| 自己穿衣服 | 4歲 | 3歲3個月到5歲 | 4歲半 | 3到7歲 | 7歲3個月 | 3歲半到8歲3個月 |

* 索妮亞‧蘇瑪瑜伽中心的唐氏症學生

# 肢體活動技能評估

一、檢查孩子坐、站、走的能力。如果你是瑜伽老師、教育界人士或專業醫療照
　　護人員，在開始評估之前，你可以問父母幾個簡單的問題，諮詢一下孩子的
　　基礎肢體活動技能，乃至於問卷中任何需要釐清的資料。

二、脫掉孩子的鞋子。檢查足部構造，包括足弓、腳趾和關節。由於雙腳是姿勢
　　良好的基礎，構造良好的健康足部可讓孩子更容易站立、行走。

三、將你的手指伸到每一根腳趾之間，檢查孩子雙腳的抓握反射，乃至於腳趾的
　　柔軟度。

四、以手指輕輕劃過雙腳腳底，檢查足部的敏感度。

五、檢查髖部、雙腿、雙腳是否對齊。下肢的對齊狀況會影響脊椎的直立狀況。
　　理想的對齊狀況也能讓孩子更容易站立、行走。

六、檢查胸部、肩膀、手臂、手腕、雙手和相應的
　　關節結構。

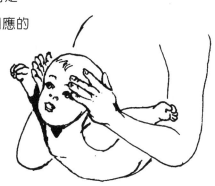

七、檢查兩隻手的抓握反射。

八、以下述方式檢查頸部肌肉的力量：

　　1.讓孩子面朝下趴在一塊墊子或毯子上。

　　2.叫他。當你叫他的時候，他會試著抬
　　　起頭來。

　　3.如果他做不到這個動作，就將你的膝蓋置於孩子雙腿兩側，跪在他上方，將
　　　你的手臂從他的上臂下方穿過去，雙手扶住他的頭部兩側，以掌心支撐臉
　　　頰，以手指支撐太陽穴和額頭，給他剛好足夠的協助，讓他把頭抬離地面。

　　4.如果孩子表現出任何不適，立刻將他的頭放下，將他轉過來背朝下躺著。
　　　孩子在此一肌肉測試中展現的能力，可讓你得知他身體的力量、反射作用和
　　　他對身體的覺知。

九、彎曲膝蓋和手肘，檢查關節的活動度。

十、將孩子抱在懷裡，感覺他肌肉的張力。

程開始。欠缺基礎肢體活動技能可能表示發展仍處於新生嬰兒期、神經系統功能失調、肌肉張力極度過低或過高。患有唐氏症和腦性麻痺的孩子往往需要從這個階段開始。

## 誘導階段的需求條件

展現出某種程度的身體覺知、在評估過程中能有最低限度參與度的嬰幼兒，可從誘導階段的課程開始。

## 互動階段的需求條件

能夠自己坐、自己站，或能在最少的協助下行走的嬰幼兒，可從互動階段的課程開始。此外，他也需要對你的要求和指示有基本的理解。患有注意力缺失症（attention deficit disorder）的孩子，有良好的肢體活動技能但難以遵從指示，應該從這個階段開始。

## 模仿階段的需求條件

肌肉張力及反射作用良好的孩子，能夠遵從指示，能夠模仿動作，並能在沒有協助的前提下站立及行走，即可從模仿階段的課程開始。

如果你是瑜伽老師、教育界人士或專業醫療照護人員，在完成孩子的評估之後，你可以與父母進行訪談，向他們說明你為孩子選擇從哪一個課程開始，花時間和他們討論他們的居家環境，專注在孩子和其他家庭成員的關係上。問問他們對孩子的障礙有何感想，以及他們期望孩子透過瑜伽療程達到什麼目標。談話過程中，很重要的一點是挖掘父母對孩子可能存有的懊悔或歉疚，協助他們明白如其所然接納孩子的重要性。「接納」將有助於他們以更為正面而慈愛的態度看待孩子，孩子的自信會因此增強，他的發展也會受到鼓勵。

如果你是父母，評估完孩子之後的下一步，就是為他判定適合的瑜伽課程。如果你在兩個階段的課程之間舉棋不定，那就選擇程度較低的那個階段。如果他很快就駕馭了該課程中的動作，那麼你可以從

更進階的課程中挑幾個動作測試他，從他的反應來看他是否準備好進入下一階段了。

身為父母，你的責任包括創造一個支持孩子的居家環境、監督孩子的飲食，以及在家帶他練瑜伽。我也鼓勵父母當中至少有一人報名上成人瑜伽班，這有助於父母理解孩子正在經歷什麼，並讓父母親身體會練瑜伽的技巧與好處。

如果家裡有空間，另闢一室專門用來練瑜伽會有幫助。如此一來，你可以打造一個安靜、放鬆、不受打擾的環境。你的瑜伽室要乾淨，地上鋪了舒適的覆蓋物，最好是有木質地板，裝潢要簡單，沒有令人分心的事物，例如玩具、雜誌、書籍、電視等等。其他類型的療法可能會利用玩具和特殊器材刺激孩子的發展，但瑜伽是用呼吸、動作、姿勢和孩子自己的聲音來引導孩子內在專注力或內觀，進而發展注意力和對身體的覺知。所以，越少東西吸引他越好，避免影響他的內在專注力的練習。這條法則唯一的例外是一台音樂播放器。我常常用這種方式來蓋過外面的車聲和其他噪音。對於要引導瑜伽所注重的的內在專注力，宗教的唱誦和誦念尤其有用，但各種古典音樂、新時代音樂和民族音樂也有效果。

原則上，我建議父母讓孩子等到飯後或吃奶後至少兩小時，再開始練瑜伽。建議穿寬鬆的衣服，孩子在練習任何一種姿勢或呼吸法時，動作才不會受限。就嬰兒而言，可用折起來的被子、柔軟的毯子或蓬鬆的毛巾充當瑜伽墊。旁邊隨時準備用來更換的乾淨尿布。為了達到最大的效益，請盡量按照「特殊兒童瑜伽的方法」當中為每一種瑜伽練習勾勒的恰當步驟，因為「特殊兒童瑜伽」是一種很專門的瑜伽，不能和其他類型的瑜伽或療法混為一談。

現在，你和孩子已經準備好跨出第一步，踏上古老的瑜伽之路了。瑜伽會刺激孩子在發展上所有必要的領域，所以你大可放一百二十個心，相信孩子與生俱來的成長與發展能力。表現這種信心最好的辦法，就是給你的寶貝很多的愛與鼓勵。這有助他建立自信和信任，而這兩種特質將對他在課程上的成功有所助益。

# 給瑜伽學生父母的問卷

日期：_____

1. 孩子的名字：_____
2. 出生日期：_____　　　　目前年齡：_____
3. 出生時的體重：_____　　　身高：_____
4. 生產和分娩時的狀況：_____
5. 母親姓名：_____
6. 父親姓名：_____
7. 兄弟：_____
8. 姊妹：_____
9. 有沒有家庭成員練瑜伽？_____　　若有，練了多久？_____
10. 孩子出生時得到的診斷是什麼？_____
　　_____
11. 此一疾病在生理上的症狀是什麼？_____
　　_____
12. 你的孩子有癲癇嗎？（請詳述）_____
　　_____
13. 你的孩子有心臟問題嗎？（請詳述）_____
　　_____
14. 你的孩子脊柱有問題嗎？在哪一個區塊？
　　_____
　　_____
15. 你的孩子接受過手術嗎？（請詳述，並附日期）
　　_____
　　_____

16. 有沒有其他任何可能不允許做某些瑜伽動作的因素？例如近期在身體方面的疾病或長期的慢性病？

_____

_____

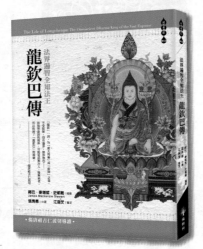

「龍欽」一詞，為「廣大周遍」或「廣境」之意，不受限制、沒有邊界、無形無色…而他所達到的境界，可能是前無古人，後無來者，所以得到了「龍欽巴」的稱號。
——揚唐祖古仁波切

## 法界遍智全知法王——
# 龍欽巴傳

龍欽巴是一位舉世無雙的老師、實修者和大學者，有著西藏雪域「第二佛陀」的美名。由於他非凡的智慧及禪定的成就，無論是教授或著作，皆消弭了不同傳承之間見解與修道上的矛盾和差異。本書彙集了十四世紀的西藏和不丹王國中，關於龍欽巴前生後世的多種生平記載，其中包含許多不可思議且具啟發性的故事，蘊藏著非凡的見解和心靈上的洞悉。

作者／蔣巴‧麥堪哲‧史都爾（Jampa Mackenzie Stewart）
譯者／張秀惠　審定／江涵芝　定價380元

噶舉三祖師系列作

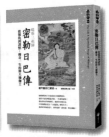
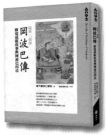

f 橡樹林好書分享

橡樹林全書系書目

橡樹林

噶舉三祖師
**馬爾巴傳**：三赴印度求取法教，建立西藏噶舉傳承的大譯師
定價300元

噶舉三祖師
**密勒日巴傳**：從復仇到證悟，傳奇一生的偉大瑜伽士
定價280元

噶舉三祖師
**岡波巴傳**：修道成就故事與岡波巴四法
定價280元

是在何時及持續

以及整體的認知

易怒、憂鬱、內

目標？

# 5 預備階段──早療（出生至六個月大）

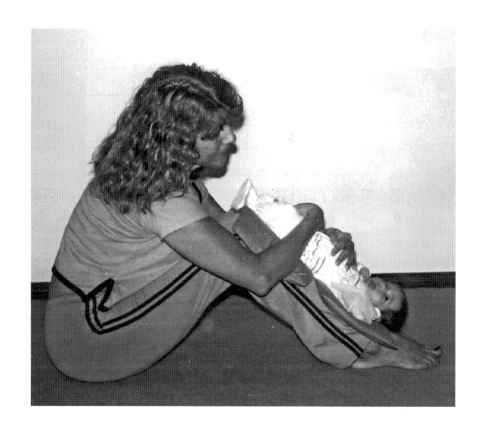

　　一般而言，孩子生下來後，在最初六個月接受瑜伽療法的長期效果最好。此時瑜伽老師的重要任務是和學生建立起強烈的感應與深刻的關係，我們稱這個過程爲「締結」。和新學生上的第一堂瑜伽課，完全就是在針對關係的締結建立溝通交流的管道。

　　就雙親而言，親子關係甚至在孩子出生前就開始了，因爲媽媽在她的子宮裡懷著寶寶。對父母雙方來說，基於對孩子的愛，「締結」是自然而然且積極正面的發展。所以，他們往往比較容易達到進行瑜伽療程所需的締結程度。

開始上課之前，檢查一下瑜伽教室，確保這個空間有大量的新鮮空氣，但要小心避免空調透風直吹。光線要調整到不刺眼的程度（我們往往會用藍色或粉紅色的燈泡，因爲它們的光線比較柔和）。許多孩子對音樂有正面的反應，而且往往偏好某一特定的風格類型。拿不同的音樂實驗一下，你就會知道要放哪一種類型的音樂效果最好。記得要把音量調整到舒服的範圍，以免對孩子造成干擾。

## 第一堂課

瑜伽課一開始，先將孩子面朝上放在折起來的毯子上。相對於桌上或床上，在地板上進行比較安全，也比較能讓師生雙方活動自如。從頭到尾都要坐在孩子旁邊，上課過程中要避免其他人進來這個房間。

在這個初步階段，按摩的感官接觸是開始建立交流與締結關係的絕佳方式。坐在孩子腳邊，將她的其中一隻腳抬離地面幾公分。用你空著的那隻手抓住她抬起的那隻腳，四根手指在腳背上，拇指則在她的腳底。用你的拇指輕輕按揉整個腳底，從腳趾往下按到腳跟，別忘了包含足弓內側在內。接著用手指按摩腳背。換腳重複一樣的程序。

按摩完足部之後，慢慢將身體抬起來，按摩雙腿、腹部、手臂等部位，直到來到頭頂。一邊按摩，一邊和孩子說話。讓孩子感受到你真的很珍惜這段共處的時光。動作要輕，語氣要柔。漸漸地，你會達到創造一個信任與和諧的氣氛所需的情感交流。接下來，你就可以繼續下去，逐步帶進幾個活動，爲孩子做好正式開始練瑜伽的準備。

## 後續每一堂課

小叮嚀

就典型的肌肉發展狀況而言，嬰兒（以及不會動的兒童）都不如年紀較長、活動度較高的孩子。他們的骨質密度也相對較低。有時候，有障礙的孩子關節很容易錯位。所以，父母或照顧嬰兒的專業人員必須小心，不要在下列活動中強迫或勉強

孩子的身體。每一個活動都從最短的練習時間和最少的重複次數開始。孩子適應這些活動之後，再逐漸遞增。在各個活動之間保留必要的短暫休息時間。

# 從仰臥姿₁開始的練習

## ❖足部和足踝練習

**效益**：這些練習能促進足部和足踝的力氣和彈性，協助足弓的發育成形，並刺激足部重要的穴位。之所以從足部開始，是因為雙腳是站立或行走時姿勢良好的基礎。完成這些練習之後，你可以按摩孩子的腳幾分鐘。按摩的放鬆效果有助讓她為接下來的練習做好準備。

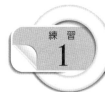

練習 **1** | 足部旋轉

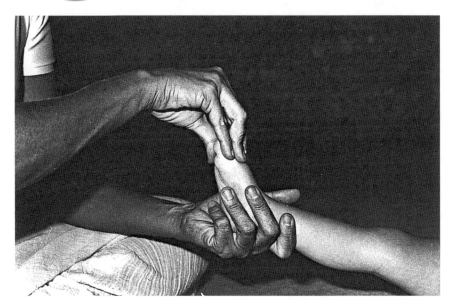

技法 ▶

一、輕輕讓孩子躺好。

二、採取舒服的姿勢坐在她腳邊，將她的一隻腳跟握在掌心，你的掌心向上。

---

①仰臥：背朝下躺著。

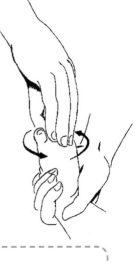

三、你的四根手指抓住腳跟，拇指靠著腳踝
　　一側，如此一來，四根手指就能從對側施
　　力。這種做法應該能固定腳跟，並且不會動
　　到腳踝關節。

四、用另一隻手抓住同一隻腳的腳趾，旋轉足部的
　　上半部，先順時鐘繞圈，再逆時鐘繞圈。

五、兩個方向各重複二到四次，換腳再重複。

小叮嚀

　　如果孩子的腳容易內彎或外翻，朝相同方向施力旋轉足部
會讓這種傾向更嚴重。如果你著重在反方向的動作，則問題將
會減輕。

練習 **2** 足踝彎曲及旋轉

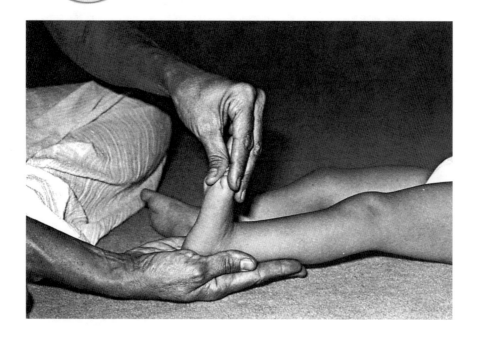

**技法** ▶

一、坐在孩子腳邊。

二、從腳踝托住她的其中一隻腳。

三、用你另一隻手的指尖抓住同一隻腳的
　　腳趾。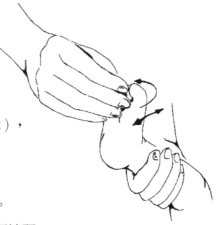

四、輕輕彎曲腳趾和足部，先向上彎（遠離你），
　　再向下彎（朝向你）。

五、重複二到四次。

六、腳趾做繞圈的動作，先順時鐘，再逆時鐘。

七、兩個方向各重複二到四次。換腳重複這整個練習。

一、如果孩子的腳容易內彎或外翻，朝相同方向施力旋轉足部
　　會讓這種傾向更嚴重。如果你著重在反方向的動作，則問
　　題將會減輕。

二、做完練習一和練習二之後，接著按摩腳底。用你的大拇
　　指，從兩隻腳的腳趾按到腳跟以及足弓的部份。

## ❖腿部和髖部的練習

**效益**：這些練習增加膝蓋和髖部的彈性、放鬆下背部的緊繃，並強化雙腿的肌腱、神經與肌肉組織。對腹腔臟器也有刺激的效果，有助舒緩脹氣、腹痛及便秘。

練習 3

仰臥屈膝

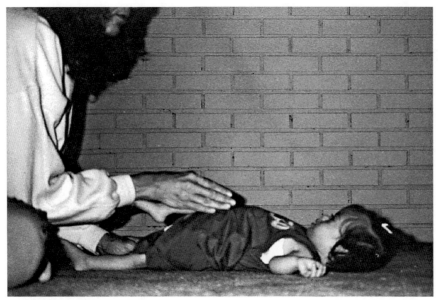

技法 ▶

一、坐在孩子腳邊。

二、左手放在她右大腿上。

三、右手從膝蓋正下方抓住她的左腳。

四、慢慢將左腳從地面抬起，同時讓膝蓋彎曲。用你的左手協助固定她的身軀，確保右腳保持平放在地面上。

五、輕推抬起的那隻腳，增加膝蓋的彎曲度。這麼做的時候，膝蓋會彎過髖部，大腿會靠近胸部，甚至可能碰到胸部。如果感覺到一

絲抗拒，就停下你的動作。
不要試圖把孩子的腳硬推
過去。

六、慢慢將右腳放回原來的
位置。

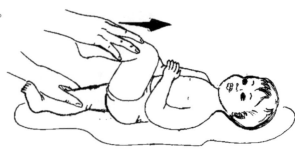

七、重複一到兩次。換另一隻
腳重複動作。接著再雙腳一起，做同一套動作。

**小叮嚀**

一、在這個練習的每一步驟，都要確保孩子的身體持正，髖部
兩側保持著地，舉起的腳不可往左右兩側傾斜。

二、這個練習的目的是要讓孩子的大腿能碰到胸部，然而，我
還沒看過哪個孩子在一開始就能做到的。如果你有耐心、
慢慢來，髖關節的練習度將會逐漸增加。

◆警語：如果你的孩子做了人工肛門，請密切注意她有沒有任何不適。
如有必要，就將活動度縮小到你覺得適合進行這個練習的舒適度。

練習 4 **髖關節旋轉**

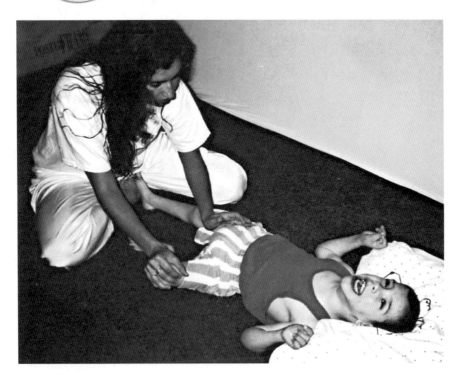

**技法** ▶

一、坐在孩子腳邊。

二、右手放在她左大腿上。

三、左手從膝蓋正下方抓住她的右腳。

四、用你的左手將她的右腳輕輕往她的右邊逆時針轉，同時彎曲膝蓋。用你的右手讓她的左腳保持平放在地。

五、把她的膝蓋呈拋物線朝胸部正中央引導過去。

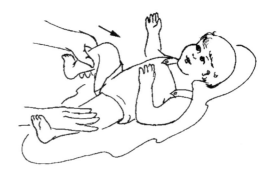

六、將膝蓋從胸部直線拉開，直到這隻腳完全伸直。從上方俯視，你會看

到她的右膝順時鐘畫了一圈。

七、重複二到四次，接著逆時鐘做
同樣的動作。

八、換另一隻腳重複順時鐘和逆時
鐘的畫圈動作。接著雙腳同時
做同一套動作。

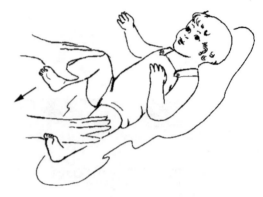

**小叮嚀**

一、在這個練習的每一步驟，都要確保孩子的身體持正，髖部
兩側保持著地。

二、切記不要勉強她的腳。時時以孩子是否抗拒作為你的指導
準則。

◆**警語**：如果孩子做了人工肛門，記得要縮小活動度，並縮短練習的時
間長度。

❖軀幹運動

練習 5　仰臥姿脊椎扭轉

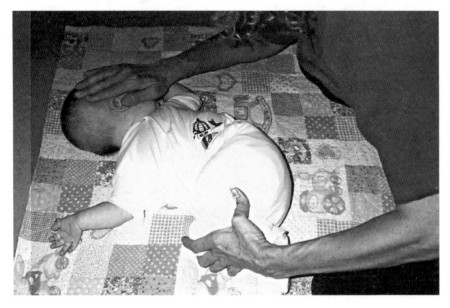

◆**警語**：由於仰臥姿脊椎扭轉會轉動頸椎，所以寰樞關節不穩定②的孩子不宜。一至二成的唐寶寶受到這種疾病的影響。如果你的孩子寰樞關節不穩定，請遵循本練習結尾處所述仰臥姿脊椎扭轉變化式。

　　**效益**：對於神經系統功能障礙的孩子來說，脊椎扭轉運動是最有益的練習之一，因為它活動到整根脊柱，能讓脊椎保持健康與彈性。椎骨的扭轉動作能伸展相連的韌帶、減輕椎間盤的壓力，並刺激脊柱一帶的神經和神經節。透過輪流按壓身體兩側，這個練習按摩並強化

---

②寰樞關節不穩定（atlanto-axial instability）是寰椎（atlas）與樞椎（axis）之間的關節容易滑動的疾病。寰椎與樞椎為頭蓋骨底部的兩節頸椎。

內臟和腺體，有益肝臟、脾臟、胰臟、腎臟和腎上腺，也能幫助舒緩背部、手腕和臀部的肌肉緊繃。

**技法 ▶**

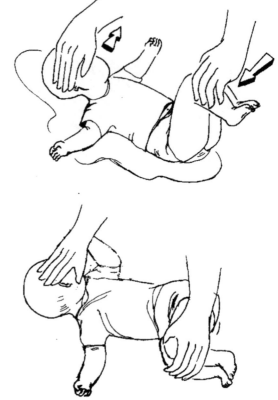

一、坐在孩子腳邊。

二、把她的雙腳一起抬起來，讓她的膝蓋彎曲，並將她的大腿朝胸口帶過去。

三、用你的左手抓住她雙腳的膝蓋，並將你的右手掌心靠在她右臉。

四、慢慢輕輕將她的頭向右轉，並將她弓起的膝蓋向左轉。現在，她的右膝應該要靠近或碰到地板，頭部則轉往相反的方向。

五、停在這個姿勢三到六秒，再將頭部和雙腿歸位，回到中間。

六、換手，反方向重複脊椎扭轉運動。

七、完成兩個方向的脊椎扭轉運動之後，雙腳回到地上。

---

**小叮嚀**

　　仰臥姿脊椎扭轉是一套較為進階的練習，剛開始瑜伽療法的前兩個月不宜進行。初試這套動作時，先從左右兩個方向四十五度角旋轉開始，觀察是否有任何不適的跡象。接下來每一次的瑜伽療程，你可以把角度再增加十到十五度，來到孩子的極限為止。

## 變化式（針對寰樞關節不穩定的孩子）：

一、坐在孩子腳邊。

二、膝蓋彎曲，把雙腳一起抬起來，並將大腿朝胸口帶過去。

三、用你的左手抓住兩邊膝蓋，將你的右手掌心置於她的左肩。

四、慢慢輕輕將弓起的雙膝轉到左邊，右膝靠近或碰到
地板。把左肩往下按，力道適足以讓左肩不要
離地。

五、停在這個姿勢三到六秒，再將雙膝歸
位，回到中間。

六、換手，反方向重複脊椎扭轉運動。

七、完成兩個方向的脊椎扭轉運動之後，雙腳回到
地上。

### ❖手臂和上胸練習

**效益**：這些練習能增進上半身的力量、肢體協調度和肺活量。由於手臂的動作在孩子的視線範圍內進行，所以也有助於發展孩子對身體的覺知。

練習
**6**
### 手臂側舉

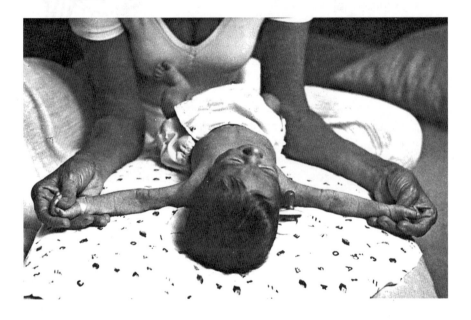

> **技法** >

一、坐在孩子腳邊。

二、將她的手臂往兩旁張開伸直，與肩膀呈一直線。

三、將她的雙手掌心翻過來朝上。你的拇指置於她往上翻的手裡，你的四根手指則置於她的手背。你的拇指碰觸她手心時會引發抓握的反射動作，她會試著用手指抓住你的拇指。

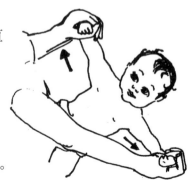

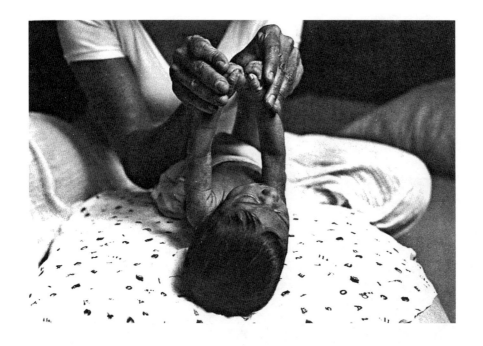

四、將她的左手臂舉起，來到與胸部垂直的位置。

五、把她的手臂放回地上，反方向輕拉兩隻手臂伸展一下。

六、重複二到四次。換另一隻手臂重複相同動作。

七、兩隻手臂同時進行同一套動作。當你將她的兩隻手舉到
　　胸部上方時，試著讓兩隻手合在一起。

八、舉起左臂，這次讓手肘彎曲，上臂不離地。

九、持續彎曲手臂，直到你感覺有阻力為止，接著就
　　把她的手放回地上。

十、重複二到四次。換另一隻手臂重複。

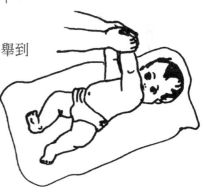

小叮嚀

　　隨著抓握反射的發展，孩子會將你的拇指抓得越來越緊。在這個練習和下個練習的過程中，她的手抓得越緊，你就越不需要支撐她的手部。最後，她將能夠在兩個練習的整個過程中，靠自己的力量抓住你的拇指。

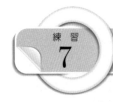

## 練習 7　手臂直舉

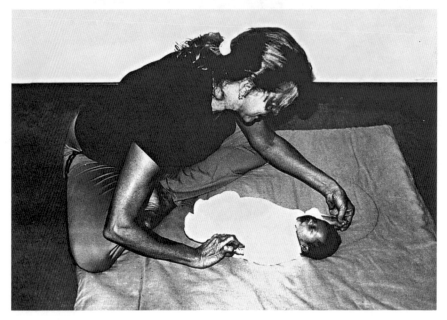

### 技法 ▶

一、坐在孩子腳邊。

二、讓她的手臂貼著身體放置。

三、將她的掌心朝上，你的拇指

　　置於她的掌心，你的四根手

　　指置於她的手背。拇指對掌心的碰觸

　　會引發抓握反射，她會試著用手指抓住你的拇指。

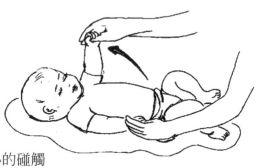

四、將她的左手臂直直舉起，不要彎曲，舉過她的頭，碰到地面。

　　試著找出阻力最小的路徑，讓她的肩關節自然活動。

五、當手臂碰到她頭部旁邊的地面之後，伸展這隻手臂。

六、將前述動作反過來，讓手臂回到原來的位置。

七、重複二到四次。換另一隻手臂重複。

八、兩隻手臂同時一起進行一樣的練習。

# 從俯臥姿③開始的練習

練習
**8**　　俯臥抬腳

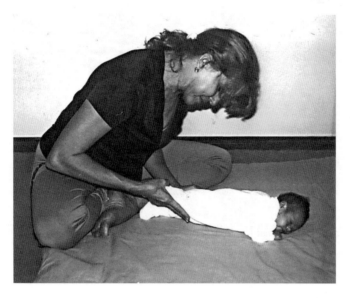

　　**效益**：這個練習強化下背部和臀部的肌肉、伸展腹部肌肉，並鍛鍊腹腔內臟。

**技法** ▶

一、讓孩子雙腳併攏趴好。

二、坐在她腳邊，你的左手掌按住她的下背部。

三、你的右手放在她左膝下方，慢慢將她伸直的腳從地面抬起。用你的左手穩住她的身體，讓她的左邊髖部不要離地。

四、感到有阻力就停下來，慢慢將腳放回地面。

五、重複二到四次。換另一隻腳重複。

六、雙腳同時進行一樣的練習。

---

③俯臥：面朝下趴著。

練習 **9**　俯臥屈膝

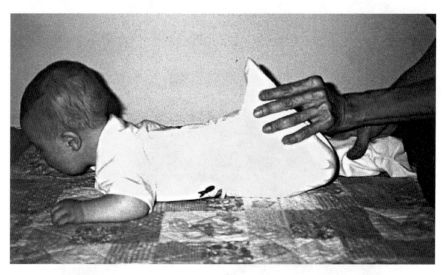

**效益**：俯臥屈膝有助強化雙腿的肌肉組織、伸展大腿肌肉，並增加膝蓋的靈活度。

### 技法 ＞

一、坐在孩子腳邊。

二、你的右手按住她的右小腿。

三、用你空著的那隻手，從腳
　　跟上方抓住她的左腿，
　　將左腿從地面抬起，
　　把腳跟朝臀部帶過
　　去，讓膝蓋彎曲。

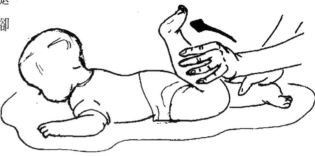

四、感到有阻力就停下來，
　　把腳放回地面。用你的右手按著孩子的右腳，右腳不要離地。

五、重複二到四次。換另一隻腳重複。

六、雙腳同時進行同一套動作。

# 倒立式

**練習 10** 頭立式預備練習

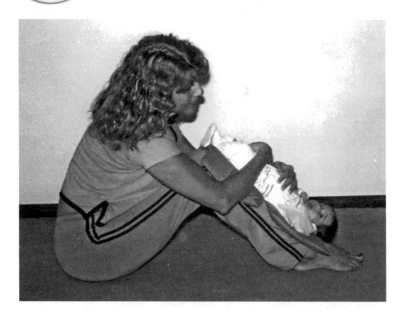

◆**警語**：如果孩子在接受藥物治療，請向藥師或醫生確認讓孩子做倒立動作安全無虞。如果孩子有癲癇或心臟問題，那麼你要先聯絡能夠執行本書教法的合格瑜伽老師。瑜伽老師會評估孩子的需求，並諮詢孩子的醫生，為孩子規劃一套安全的瑜伽課程。

　　**效益**：頭立式藉由將地心引力的方向反轉過來，改變全身血液和淋巴液④的流向。腿部滯塞的血液因此流動起來，腦部和上半身的內分泌腺則充滿富含氧氣的新鮮血液。這個姿勢不止有益於全身的神經

---

④淋巴液：一種清澈的黃色液體，類似血漿，含有白血球，來自人體組織，透過淋巴管
　運送到血液當中。

系統，也有益於透過神經與腦部相連的感覺器官。科學實驗已經證明頭立式能改善記性與智力。

這個姿勢也有助消化和排泄功能，並能舒緩泌尿系統問題、鍛鍊內臟、降低疝氣和靜脈曲張的風險。有這些好處加起來，規律練習此一體位法的學生就會覺得整個人都很舒暢。用瑜伽的語彙來說，頭立式又被稱為「體位法之王」。雖然頭立式的預備練習只會讓身體翻轉四十五度角，但孩子還是能從這個姿勢獲得許多上述的效益。

**技法 ＞**

一、坐在地上，把你的雙腳併攏伸直，在你的小腿上方放一個薄墊子或折起來的毛巾。

二、將孩子以仰臥姿放在墊子上，她的雙腳放在你的大腿上，她的頭靠在你的腳踝上方。要確定她的位置在你兩腿中間。

三、用你其中一隻手的前臂固定她的大腿，用你另一隻手的前臂固定她的上半身。

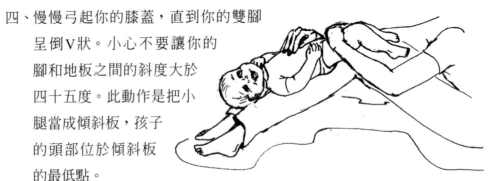

四、慢慢弓起你的膝蓋，直到你的雙腳呈倒V狀。小心不要讓你的腳和地板之間的斜度大於四十五度。此動作是把小腿當成傾斜板，孩子的頭部位於傾斜板的最低點。

五、一開始先保持這個姿勢十秒左右，之後慢慢增加，最長兩分鐘。

六、結束這個姿勢時，慢慢讓你的雙腿回到地面。輕輕將孩子移到

一塊毯子上，不要抬起她的頭，讓她躺著休息。

小叮嚀

一、開始及結束這個姿勢時，要確保孩子的身體不要順著你的
腿往下滑。

二、做完頭立式的預備練習之後，務必讓孩子躺著休息至少一
分鐘。如此一來，全身的血壓才會平均。如果太快將她的
頭抬起來，可能導致她頭暈。

三、如同脊椎扭轉，頭立式預備練習是較爲進階的練習，接受
瑜伽療法的最初兩個月不宜進行。在那之後，如果沒有什
麼禁忌症，就可以小心帶進這套練習。

# 瑜伽課的結尾

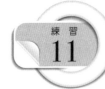

練習
**11**　深度放鬆

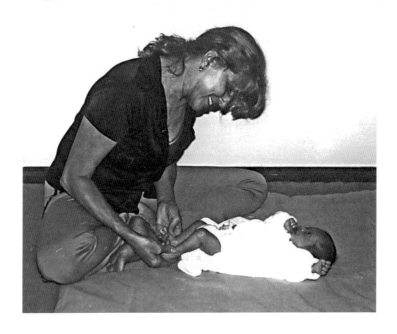

**效益**：從瑜伽課開始大約已經過了二十分鐘，過程中孩子身體的許多部位都獲得了伸展與鍛鍊。為了吸收這些動作與姿勢的效益，現在是讓她休息的時候了。在瑜伽的領域，這種吸收作用是透過深度放鬆來達成。深度放鬆時，釋放肌肉和神經累積的緊繃，恢復到一種平靜而專注的狀態。神經系統獲得強化，整體健康獲得改善。有鑑於此，我建議你在孩子的瑜伽例行練習中，把深度放鬆當成必備的一部分。

**技法 ▶**

練習深度放鬆時，孩子要盡可能保持舒適及靜止不動。盡量不要突然做任何可能分散她注意力的動作，打斷她正在進行的內在療癒過

程。如果你想說話，請以輕柔的語氣小聲說。

孩子剛完成頭立式預備練習，此時應該正躺著休息。將房間的燈光調暗，播放輕鬆舒緩的音樂，讓人能夠靜下來。如果房間好像會冷或透風，就為她蓋一條毯子。坐在她腳邊，讓她雙腳分開十五至三十公分的距離。同時按摩她的雙腳，以此開始放鬆的過程。用你的拇指輕輕按摩她的腳底，接著用其他手指按摩她的腳背。按摩過程中，讓她的雙腿保持在地面。

依孩子的狀況而異，你或許想在整個放鬆過程中持續按摩她的腳，又或者按摩幾分鐘後你就想停下來。如果你從雙腳按摩到頭部，一併說出身體的每個部位，有些孩子會有正面的反應。這種口語溝通有助於開發對身體的覺知。有些孩子則比較喜歡後頸、臉部或頭頂受到按摩。如果孩子躺在地上很難放鬆，你可以嘗試把她抱在懷裡。有時這種親密的肢體接觸有助於讓她放鬆下來。

放鬆過程的安排可依據你對孩子需求的觀察自由發揮。保持正面、相信直覺、懷著憐惜與疼愛，你會找到讓她放鬆下來最好的辦法。如果她睡著了也別擔心，她還是會繼續吸收深度放鬆的效益。大約十分鐘過後，透過唱誦或輕觸她腳底，將她從深度放鬆中喚醒。如果你願意，可用幾句鼓勵的話語、幾個擁抱和親吻，結束這堂瑜伽課程。

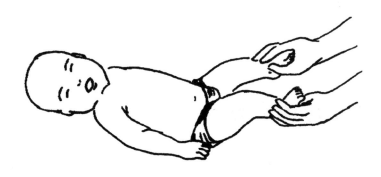

## 預備階段要點提醒

● 包括深度放鬆在內，一整堂瑜伽課不應超過三十分鐘。

● 持之以恆。長期來說，每天練習一點瑜伽比每隔一陣子練很多瑜伽有效得多。

● 在各個練習之間，要記得為孩子留放鬆的時間，為下一個練習做準備。

● 肢體活動能力嚴重受損的孩子需要專業的協助。聯絡能夠執行本書教法的合格瑜伽老師。瑜伽老師會評估孩子的需求，因應孩子的發展程度規劃一套瑜伽課程。

● **如果你的孩子有癲癇、心臟或脊椎的問題，又或者最近生過病、動過手術，請不要在沒有專業指導的情況下貿然投入瑜伽療法。**你需要聯絡能夠執行本書教法的合格瑜伽老師。瑜伽老師會評估孩子的需求，並諮詢孩子的醫生，為孩子規劃一套安全的瑜伽課程。

● 口語和語言技能的發展需要口語／語言治療師的協助。瑜伽有助改善呼吸，從而輔助治療師的工作。

● 切記師生之間可能得花上一個月的時間以達到必要的締結程度，瑜伽療程才會成效卓著。有時候，師生之間的「化學作用」讓這種關係很難建立起來。嘗試了一個月之後，如果孩子還是持續反抗，可能最好另覓瑜伽老師，希望是一位能讓孩子很信賴的老師。

# 預備階段瑜伽練習表

　　一旦嫻熟預備階段的練習之後，你可以參照本章的簡易對照表，循序完成孩子的例行瑜伽練習。有些父母發現每天記錄孩子的練習狀況很有幫助，簡易對照表後面接著是每月進度紀錄表，這張表就能發揮進度紀錄的用途。

# 預備階段練習

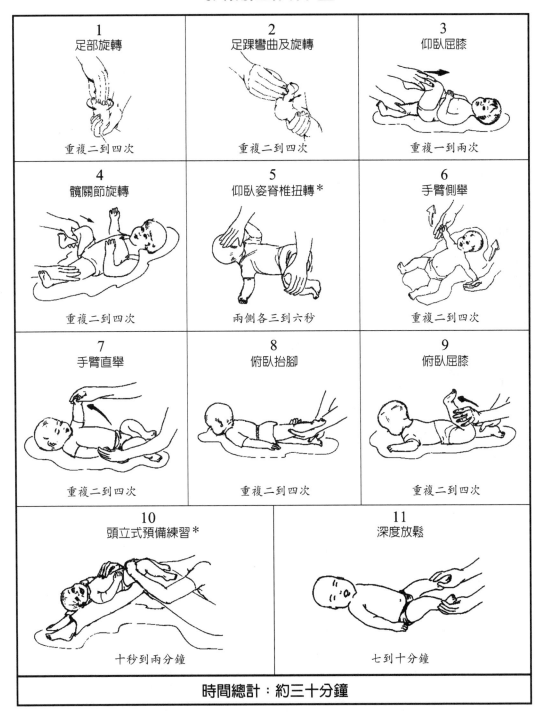

| 1<br>足部旋轉<br><br>重複二到四次 | 2<br>足踝彎曲及旋轉<br><br>重複二到四次 | 3<br>仰臥屈膝<br><br>重複一到兩次 |
| --- | --- | --- |
| 4<br>髖關節旋轉<br><br>重複二到四次 | 5<br>仰臥姿脊椎扭轉*<br><br>兩側各三到六秒 | 6<br>手臂側舉<br><br>重複二到四次 |
| 7<br>手臂直舉<br><br>重複二到四次 | 8<br>俯臥抬腳<br><br>重複二到四次 | 9<br>俯臥屈膝<br><br>重複二到四次 |
| 10<br>頭立式預備練習*<br><br>十秒到兩分鐘 | 11<br>深度放鬆<br><br>七到十分鐘 | |
| **時間總計：約三十分鐘** | | |

*脊椎扭轉和頭立式預備練習是比較進階的練習，在剛開始瑜伽療法的前兩個月不宜進行。

# 每月瑜伽進度紀錄表

學生姓名：　　　　　年份：　　　　　月份：　　　　　開始日期：

| | 1 | 2 | 3 | 4 | 5 | 6 | 7 | 8 | 9 | 10 | 11 | 12 | 13 | 14 | 15 | 16 | 17 | 18 | 19 | 20 | 21 | 22 | 23 | 24 | 25 | 26 | 27 | 28 | 29 | 30 | 31 |
|---|---|---|---|---|---|---|---|---|---|---|---|---|---|---|---|---|---|---|---|---|---|---|---|---|---|---|---|---|---|---|---|
| 1. 足部旋轉 | | | | | | | | | | | | | | | | | | | | | | | | | | | | | | | |
| 2. 足踝彎曲及旋轉 | | | | | | | | | | | | | | | | | | | | | | | | | | | | | | | |
| 3. 仰臥屈膝 | | | | | | | | | | | | | | | | | | | | | | | | | | | | | | | |
| 4. 髖關節旋轉 | | | | | | | | | | | | | | | | | | | | | | | | | | | | | | | |
| 5. 仰臥姿脊椎扭轉 | | | | | | | | | | | | | | | | | | | | | | | | | | | | | | | |
| 6. 手臂側舉 | | | | | | | | | | | | | | | | | | | | | | | | | | | | | | | |
| 7. 手臂直舉 | | | | | | | | | | | | | | | | | | | | | | | | | | | | | | | |
| 8. 俯臥抬腳 | | | | | | | | | | | | | | | | | | | | | | | | | | | | | | | |
| 9. 俯臥屈膝 | | | | | | | | | | | | | | | | | | | | | | | | | | | | | | | |
| 10. 頭立式預備練習 | | | | | | | | | | | | | | | | | | | | | | | | | | | | | | | |
| 11. 深度放鬆 | | | | | | | | | | | | | | | | | | | | | | | | | | | | | | | |

評語：

# 6 誘導階段——初試體位法（六個月大至一歲）

　　孩子練瑜伽幾個月後，你會開始注意到他做預備階段練習時的細微變化。他在瑜伽課堂上會顯得比較放鬆。你會注意到他比較能意識到他和你之間的關係，以及你帶他的身體做的動作。你會發覺他的耐力比較好，在許多的練習之間不再需要休息的時段，即使你增加了重複的次數。這些都是孩子的發展來到蛻變階段的跡象，他準備好要開始學習誘導階段的體位法了。

　　當然，以上的描述不見得符合你的孩子。就算你沒看到孩子有這些改變，瑜伽療法還是在發揮潛移默化的效益，他只是需要久一點的時間才能進行到下一階段。此外還有一點很重要，那就是要知道預備階段和誘導階段之間沒有明確的界線，因為兩者的練習有許多交集。

　　為了開始誘導階段的課程，你和孩子之間的「締結」要完整。如此一來，你才能察覺到他心情的變化，乃至於他做各種例行練習的能力。一旦你覺得你們已經達到這種程度的締結，你就可以一次帶進一個誘導階段的練習，仔細注意他對每個新練習或新姿勢的反應。

　　以這種方式持續進行下去，孩子會漸漸建立起必要的信心與技能，進而隨著你的誘導動作擺出或結束每個姿勢。於是，當他擺出某一個姿勢時，他不再是完全處於被動，而是會配合你彎曲或伸直相應的肌肉群。一開始，這些同步發生的動作可能微乎其微，所以你必須很注意，並且「非常熟悉孩子身體的反應」，才能察覺這些變化。

　　你可能也會注意到孩子的呼吸模式有所改變。練習過程中，身體向上抬時，他的肺臟會本能地吸飽空氣，身體向下彎時則把氣吐掉。這種有節奏的呼吸模式，有助增加他的肺活量並改善循環作用。透過學習如何搭配身體的動作來調節呼吸，也能讓他漸漸掌握到自己的呼

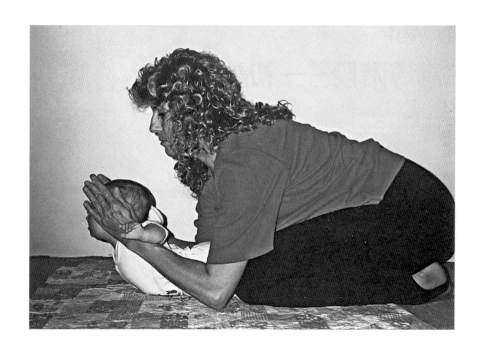

吸。對之後的呼吸法練習而言，這是一個必備條件。

在幾個月期間，隨著孩子越來越進入狀況，你可以逐漸拉長保持每一個姿勢的時間，並增加彎曲、伸直或旋轉的幅度。如果你保持專注、好好觀察，你會感覺到每一個姿勢恰當的時間長度。孩子的身體一旦對你傳達出某一姿勢已經停留太久的訊息，就讓他結束那個姿勢。隨著孩子的參與度、自信心和肢體控制能力持續進步，他保持某一姿勢的穩定度與舒適度也會改進。要到他能穩定而舒適地保持某一特定的姿勢，才符合「體位法」三個字在傳統上的意義。

小叮嚀

就典型的肌肉發展狀況而言，嬰兒（以及不會動的兒童）都不如年紀較長、活動度較高的孩子。他們的骨質密度也相對較低。有時候，有障礙的孩子關節很容易錯位。所以，父母或照顧嬰兒的專業人員必須小心，不要在下列練習中強迫或勉強孩子的身體。每一個練習都從最短的練習時間和最少的重複次數開始。孩子適應這些練習之後，再逐漸遞增。在各個練習之間保留必要的短暫休息時間。

# 從仰臥姿開始的練習

## ❖足部和足踝練習

**效益**：由於預備階段練習一到練習四的主要目標，就是協助孩子爲步行做好準備，所以這些練習也囊括在這裡。這些練習能促進足部和足踝的力氣和靈活度，協助足弓的發育成形，並刺激足部重要的穴位。之所以從足部開始，是因爲雙腳是站立或行走時姿勢良好的基礎。完成這些練習之後，你可以按摩孩子的腳幾分鐘。按摩的放鬆效果有助讓他爲接下來的練習做好準備。

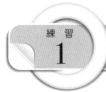
練習 1　足部旋轉

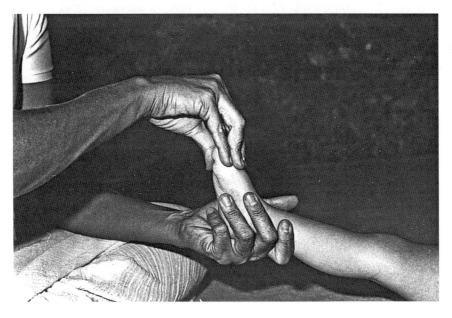

一、輕輕讓孩子躺好。

---

①仰臥：背朝下躺著。

二、採取舒服的姿勢坐在他腳邊，將他的一
　　隻腳跟握在掌心，你的掌心向上。

三、你的四根手指抓住腳跟，拇指靠著腳踝一側，
　　如此一來，四根手指就能從對側施力。這種做
　　法應該能固定腳跟，並且不會動到腳踝關節。

四、用另一隻手抓住同一隻腳的腳趾，旋轉足部的
　　上半部，先順時鐘繞圈，再逆時鐘繞圈。

五、兩個方向各重複二到四次，換腳再重複。

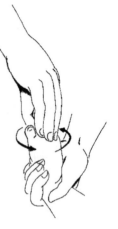

小叮嚀

　　如果孩子的腳容易內彎或外翻，朝相同方向施力旋轉足部
會讓這種傾向更嚴重。如果你著重在反方向的動作，則問題將
會減輕。

練習 **2** 　足踝彎曲及旋轉

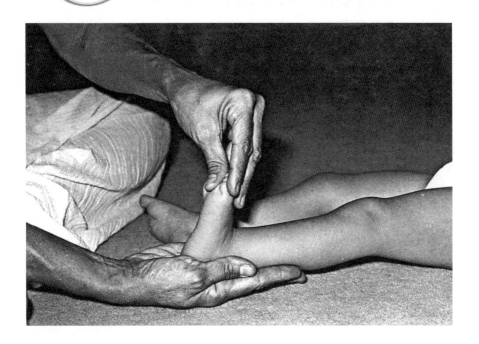

**技法**

一、坐在孩子腳邊。

二、從腳踝托住他的其中一隻腳。

三、用你另一隻手的指尖抓住同一隻腳的腳趾。

四、輕輕彎曲腳趾和足部，先向上彎（遠離你），
　　再向下彎（朝向你）。

五、重複二到四次。

六、腳趾做繞圈的動作，先順時鐘，再逆時鐘。

七、兩個方向各重複二到四次。換腳重複這整個練習。

**小叮嚀**

一、如果孩子的腳容易內彎或外翻，朝相同方向施力旋轉足部會讓這種傾向更嚴重。如果你著重在反方向的動作，則問題將會減輕。

二、做完練習一和練習二之後，接著按摩腳底。用你的大拇指，從兩隻腳的腳趾按到腳跟以及足弓的部份。

## ❖腿部和髖部的練習

**效益**：這些練習增加膝蓋和髖部的彈性、放鬆下背部的緊繃，並強化雙腿的肌腱、神經與肌肉組織。對腹腔臟器也有刺激的效果，有助舒緩脹氣、腹痛及便秘。

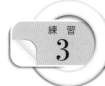

**仰臥屈膝**

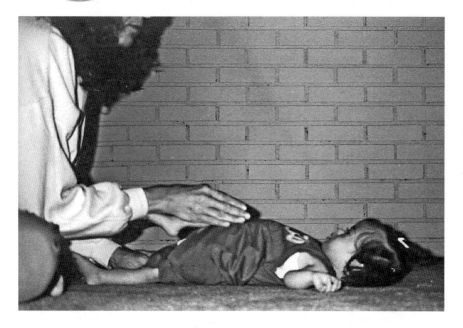

> **技法** ➤

一、坐在孩子腳邊。

二、左手按在他右大腿上。

三、右手從膝蓋正下方抓住他的左腳。

四、慢慢將左腳從地面抬起，同時讓膝蓋彎曲。用你的左手協助固定他的身軀，確保右腳保持平放在地面上。

五、輕推抬起的那隻腳，增加膝蓋的彎曲度。這麼做的時候，膝蓋會

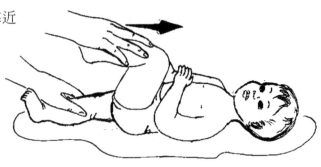

彎過髖部，大腿會靠近
胸部，甚至可能碰
到胸部。如果感
覺到一絲抗拒，
就停下你的動作。
不要試圖把孩子的
腳硬推過去。

六、慢慢將右腳放回原來的位置。

七、重複一到兩次。換另一隻腳重複動作。接著再雙腳一起，做同
一套動作。

小叮嚀

一、在這個練習的每一步驟，都要確保孩子的身體持正，髖部
兩側保持著地，舉起的腳不可往左右兩側傾斜。

二、這個練習的目的是要讓孩子的大腿能碰到胸部，然而，我
還沒看過哪個孩子在一開始就做到的。如果你有耐心、慢
慢來，髖關節的活動度將會逐漸增加。

◆警語：如果你的孩子做了人工肛門，請密切注意他有沒有任何不適。
如有必要，就將練習度縮小到你覺得適合進行這個練習的舒適度。

練習 **4** 髖關節旋轉

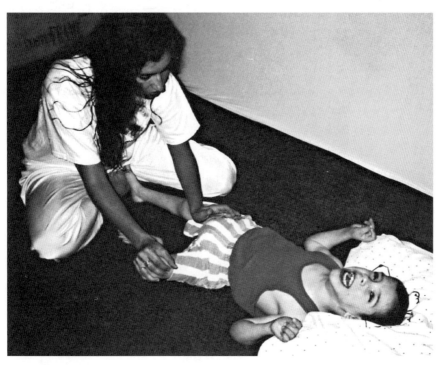

**技法 >**

一、坐在孩子腳邊。

二、右手按在他左大腿上。

三、左手從膝蓋正下方抓住他的右腳。

四、用你的左手將他的右腳輕輕往他的右邊
　　逆時針旋轉，同時彎曲膝蓋。用你的
　　右手讓他的左腳保持平放在地。

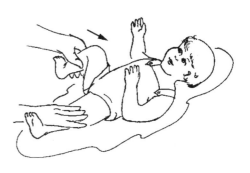

五、把他的膝蓋呈拋物線朝胸部正中央引
　　導過去。

六、將膝蓋從胸部直線拉開，直到這隻腳完全伸直。從上方俯視，
　　你會看到他的右膝順時鐘畫了一圈。

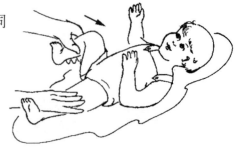

七、重複二到四次，接著逆時鐘做同樣的動作。

八、換另一隻腳重複順時鐘和逆時鐘的畫圈動作。接著雙腳同時做同一套動作。

**小叮嚀**

一、在這個練習的每一步驟，都要確保孩子的身體持正，髖部兩側保持著地。

二、切記不要勉強他的腳。時時以孩子是否抗拒作爲你的指導準則。

◆**警語**：如果孩子做了人工肛門，記得要縮小活動度，並縮短練習的時間長度。

## ❖強化腹部肌肉的練習

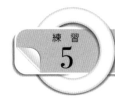

練習 5　抬腿

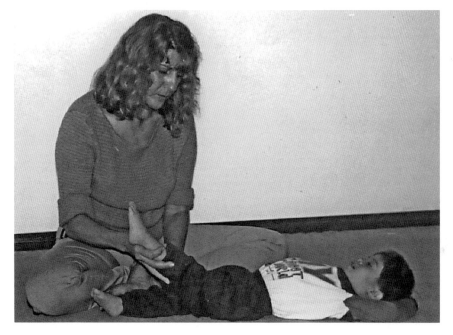

**效益**：這個練習強化腹部和大腿的肌肉，並能伸展腿後肌和脛後肌。

技法 >

一、坐在孩子腳邊。

二、將你的右手伸到他左腿外側抓住左膝。你右手的四根手指現在應該放在他的左膝上方，大拇指則伸到他的小腿下方。

三、借助你的拇指和其他手指來讓他的腳保持伸直，將腳抬離地面，

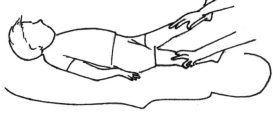

直到呈現垂直。借助你的左手讓另一隻腳保持在地面。

四、短暫停留在這個姿勢，然後將右腳放回地面。

五、重複二到四次。換另一隻腳重複。

六、雙腳一起進行同樣的練習。

小叮嚀

在這個練習的整個過程中，都要確保孩子的臀部不離地。

## ❖軀幹運動

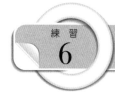

練習 **6** **祛風式或抱膝屈腿式 Arddha Pavanamuktāsana**

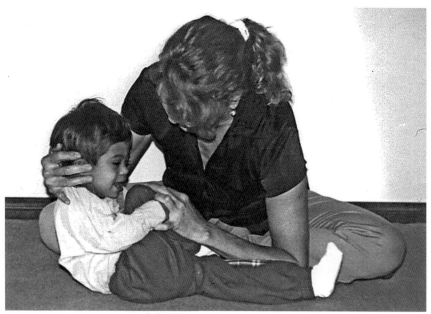

**效益：**看起來類似練習三，這個姿勢對舒緩脹氣、腹痛和其他腸道問題來說相當好。它能強化腹部肌肉、伸展背部和頸部的肌肉，並有助增加髖部和膝蓋的靈活度。對舒緩下背部的壓力尤其有效。

**技法** ▶

一、坐在孩子左邊。

二、將你的右手放在他的左大腿上，將你的左手放在他的右腳膝蓋正下方。

三、抓住右腳抬離地面，同時讓膝蓋彎曲。輕推右腳，增加膝蓋的彎曲度。

四、用你的右手取代左手，將你的右前臂垂下來，靠在他的左腿上。

這個練習剩下來的部分，你可以用你的右前臂保持他的左腿不離地。

五、用你的右手繼續輕推孩子的右腳。這麼做的時候，膝蓋會彎過髖部，大腿會靠近胸部，甚至有可能碰到胸部。

六、用你的左手抓住他的右手，將他的右手放在彎起的膝蓋上。用你的右手按住他的手，讓他的手保持在膝蓋上。

七、抓住他的左手，把他的左手放在他的右手旁邊或上面。用你的右手固定他的雙手。現在他的雙手都應該要抱住彎曲的膝蓋，就好像在把膝蓋往胸部拉過去。

八、把你的左手伸到他的後腦勺，把他的頭托起來。試著讓他的下巴或額頭碰到膝蓋。這麼做的時候，他會自然而然地吐氣。

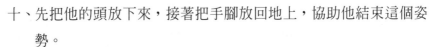

九、保持這個姿勢（約二到四秒），直到你感覺他開始吸氣。

十、先把他的頭放下來，接著把手腳放回地上，協助他結束這個姿勢。

十一、換另一隻腳重複抱膝屈腿式。接著雙腳同時進行同一套動作。

小叮嚀

在這個練習的每一步驟，都要確保孩子的身體持正，髖部兩側保持著地，舉起的腳不可往左右兩側傾斜。

◆警語：如果孩子做了人工肛門，記得要縮小活動度，並縮短保持姿勢的時間長度。

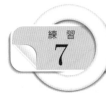

**雙腿繞頭式或瑜伽睡眠式 Yoganidräsana**

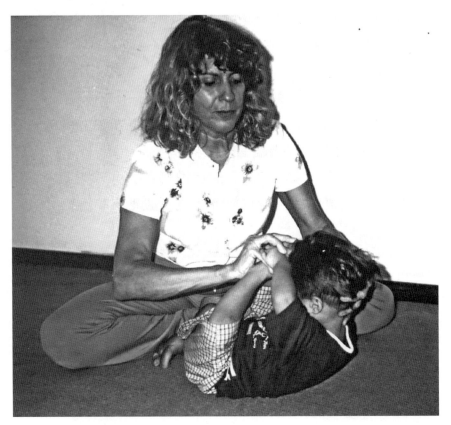

　　**效益**：這個姿勢讓整根脊椎達到前彎伸展的效果。它也鍛鍊到腹腔臟器，並有助於增加髖關節和膝關節的靈活度。

**技法 ▶**

一、坐在孩子右邊。

二、抓住他的雙腳腳踝，把他的腳離地抬起，直到呈現垂直。

三、一手抓住一腳腳踝，把雙腳腳踝分開，雙腳腳底合在一起，從孩子身體上方拉過去。為了做到這個動作，你需要將他的雙腳朝胸部壓低，讓兩邊膝蓋往相反的方向彎出去。

四、用你的右手將他的雙腳抓
　　在一起，用你的左手把他的
　　兩隻手帶到足部，一次帶一
　　隻。到了這個時候，你應該是
　　用你的右手把他的雙手雙腳抓
　　在一起。

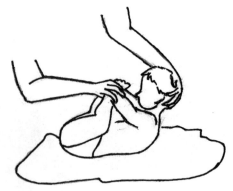

五、把你的左手伸到他的頸背下
　　方，將他的頭托起來，直到額頭碰到雙腳。理想上，他的雙
　　手、雙腳和額頭應該要碰在同一個點上。

六、保持這個姿勢（約三到六秒），直到你感覺孩子開始吸氣。

七、先放下他的頭，接著把手腳放回地上，協助他結束姿勢。

小叮嚀

這個練習從頭到尾都要確定孩子的髖部保持著地。

◆警語：如果孩子做了人工肛門，記得要縮小活動度，並縮短保持
　　姿勢的時間長度。

練習
8
仰臥姿脊椎扭轉

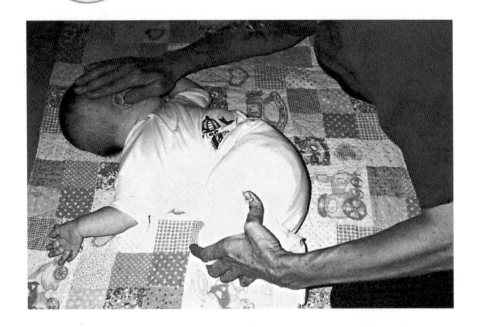

◆**警語**：由於仰臥姿脊椎扭轉會轉動到頸椎，所以寰樞關節不穩定的
　　　孩子不宜。一至二成的唐寶寶受到這種疾病的影響。如果你的孩子寰
　　　樞關節不穩定，請遵循本練習結尾處所述仰臥姿脊椎扭轉變化式。

　　**效益**：對於有神經系統功能障礙的孩子來說，脊椎扭轉運動是最
有益的練習之一，因為它活動到整根脊柱，能讓脊椎保持健康與彈
性。椎骨的扭轉動作能伸展相連的韌帶、減輕椎間盤的壓力，並刺激
脊柱一帶的神經和神經節。透過輪流按壓身體兩側，這個練習按摩並
鍛鍊內臟和腺體，有益肝臟、脾臟、胰臟、腎臟和腎上腺，也能幫助
舒緩背部、手腕和臀部的肌肉緊繃。

---

②寰樞關節不穩定（atlanto-axial instability）是寰椎（atlas）與樞椎（axis）之間的關節
　容易滑動的疾病。寰椎與樞椎為頭蓋骨底部的兩節頸椎。

**技法** ▶

一、坐在孩子腳邊。

二、將他的膝蓋彎曲，把他的雙腳一起抬起來，並將大腿朝胸口帶過去。

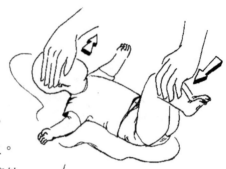

三、用你的左手抓住他的雙腳膝蓋，並將你的右手掌心靠在他右臉上。

四、慢慢輕輕將他的頭向右轉，並將他弓起的膝蓋向左轉。現在，他的右膝應該要靠近或碰到地板，頭部則轉往相反的方向。

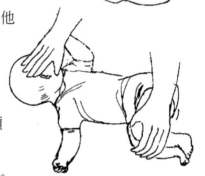

五、停在這個姿勢三到六秒，再將頭部和雙腿歸位，回到中間。

六、換手，反方向重複脊椎扭轉運動。

七、完成兩個方向的脊椎扭轉運動之後，雙腳回到地上。

小叮嚀

　　仰臥姿脊椎扭轉是一套較為進階的練習，剛開始瑜伽療法的前兩個月不宜進行。初試這套動作時，先從左右兩個方向四十五度角旋轉開始，觀察是否有任何不適的跡象。接下來每一次的瑜伽療程，你可以把角度再增加十到十五度，直到來到孩子的極限為止。

## 變化式（針對寰樞關節不穩定的孩子）：

一、坐在孩子腳邊。

二、將他的膝蓋彎曲，把雙腳一起抬起來，並將大腿朝胸口帶過去。

三、用你的左手抓住他的雙腳膝蓋，用你的右手
　　掌心按住他的左肩。

四、慢慢輕輕將弓起的雙膝轉到左邊，右膝靠
　　近或碰到地板。把左肩往下按，力道適足
　　以讓左肩不要離地。

五、停在這個姿勢三到六秒，再將雙膝歸位，回到
　　中間。

六、換手，反方向重複脊椎扭轉運動。

七、完成兩個方向的脊椎扭轉運動之後，雙腳回到地上。

## ❖手臂和上胸練習

**效益**：這些練習能增進上半身的力量、肢體協調度和肺活量。由於手臂的動作在孩子的視線範圍內發生，所以也有助於發展孩子對身體的覺知。

練習
**9**

手臂側舉

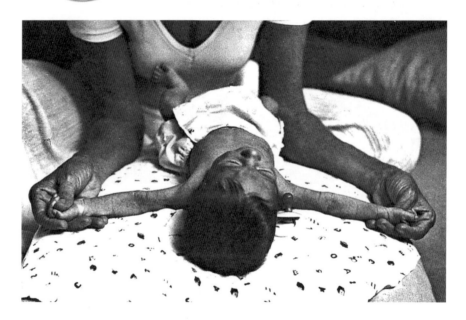

技法 ▶

一、坐在孩子腳邊。

二、把他的手臂往兩旁拉開，與肩膀呈一直線。

三、將他的雙手掌心翻過來朝上。你的拇指置於他往上翻的手裡，你的四根手指則置於他的手背。你的拇指碰觸他手心時會引發抓握的反射動作，他會

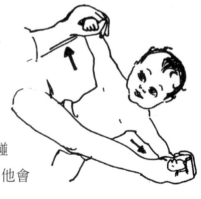

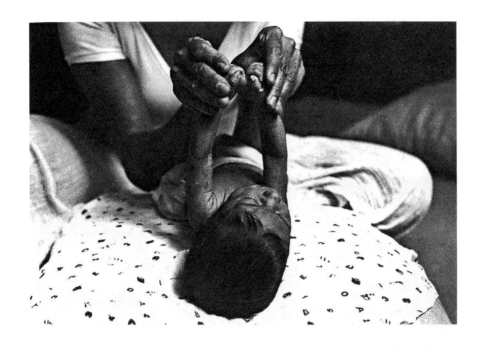

試著用手指抓住你的拇指。

四、將他的左手臂舉起，來到與胸部垂直的位置。

五、把他的手臂放回地上，反方向輕拉兩隻手臂伸展一下。

六、重複二到四次。換另一隻手臂重複相同動作。

七、兩隻手臂同時進行同一套動作。當你將他的兩
    隻手舉到胸部上方時，試著讓兩隻手合在
    一起。

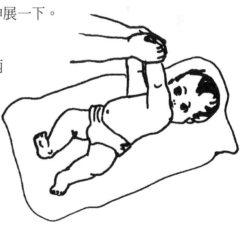

八、舉起左臂，這次讓手肘彎曲，上臂不離地。

九、持續彎曲手臂，直到你感覺有阻力為止，接
    著就把他的手放回地上。

十、重複二到四次。換另一隻手臂重複。

> **小叮嚀**
>
> 　　隨著抓握反射的發展，孩子會將你的拇指抓得越來越緊。在這個練習和下個練習的過程中，他的手抓得越緊，你就越不需要支撐他的手部。最後，他將能夠在兩個練習的整個過程中，靠自己的力量抓住你的拇指。

## 練習 10　手臂直舉

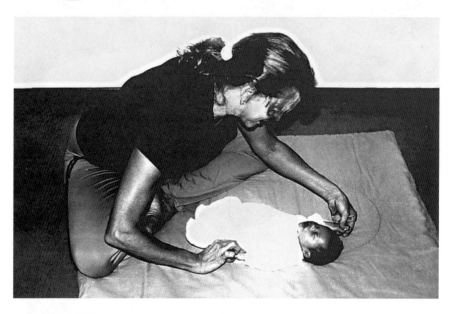

### 技法

一、坐在孩子腳邊。

二、讓他的手臂貼著身體放置。

三、將他的掌心朝上，你的拇指置於
　　他的掌心，你的四根手指置
　　於他的手背。拇指對掌心的
　　碰觸會引發抓握反射，他會
　　試著用手指抓住你的拇指。

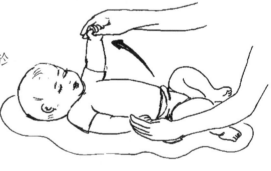

四、將他的左手臂直直舉起，不要彎曲，舉過他的頭，碰到地面。
　　試著找出阻力最小的路徑，好讓他的肩關節自然活動。

五、當手臂碰到他頭部旁邊的地面之後，伸展一下手臂。

六、把動作反過來，讓手臂回到原來的位置。

七、重複二到四次。換另一隻手臂重複。

八、兩隻手臂同時一起進行一樣的練習。

# 從俯臥姿開始的練習

## ❖後彎姿勢

後彎的姿勢構成脊椎體位法四大基本類型的其中一類，其他三類是前彎、扭轉和側彎。後彎的姿勢將前彎的伸展方向反過來，向左扭轉的姿勢則將向右扭轉的伸展方向反過來，以此類推。四種類型合起來就組成了一套完整的脊椎保健操，讓脊柱常保健康、靈活、柔軟。這些彼此互補的姿勢有益中樞神經系統，能強化並伸展軀幹的所有肌肉，對所有的內臟也都有好處。

練習 **11** | **蛇式預備 Preparing for Arddha Bhujangāsana**

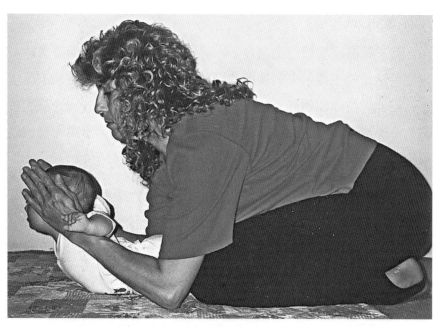

**效益**：這套體位法伸展身體前側的肌肉，有助舒緩腹腔神經叢和下背部的緊繃。它有擴胸、鍛練心肺及腦神經、強化上背部及頸部肌肉的作用。它也有助於矯正脊椎錯位，並紓緩便秘及脹氣。

---

③俯臥：面朝下趴著。

**技法** >

一、讓孩子面朝下趴好。

二、跪下來，你的兩腳膝蓋置於孩子腿部兩側。

三、你的雙手往前從他的上臂底下穿過去，將
　　你的手掌靠在他的臉頰上，用你的手指支撐
　　他的太陽穴和額頭，將他的頭部擺正，不要往左右兩邊扭轉。

四、以你的手肘為中樞，用你的前臂當槓桿，輕輕把他的頭部和軀
　　幹上半部抬離地面。抬起時，他的頭部先上來，接著是頸部和
　　肩膀，最後是胸部。

五、停在阻力點，保持姿勢四到十秒。

六、始於胸部、終於頭部，以相反的順序慢慢將他的頭部和軀幹上
　　半部放回地上，協助他結束姿勢。

## 進階變化式

　　孩子習慣這套體位法之後，你可以藉由在他保持這個姿勢時減
少雙手給予的支撐，來鍛鍊他的頸部肌肉。慢慢將你的手放下，同
時鼓勵他保持頭部抬起。如果他撐不住，就將你的手放回先前的位
置。持續實驗數週至數月，最終他將能不靠你的雙手支撐，自己保
持抬頭。

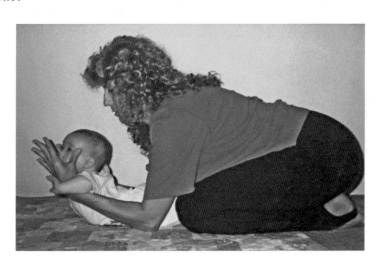

練習 **12** 半蝗蟲式 Arddha Salabhäsana

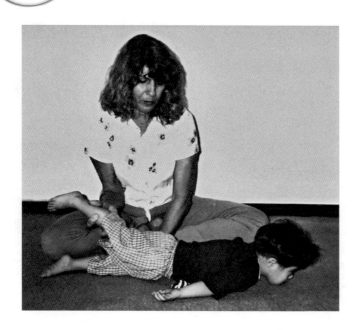

**效益**：這套體位法強化下背部和臀部的肌肉，伸展腹肌，並鍛鍊腹部的臟器和腺體。

技法 ▶

一、坐在孩子左邊。

二、讓他雙腳併攏，將他的手臂貼著身體放置。

三、你的左手手掌按住他的下背部。

四、你的右手從他左膝底下慢慢將他伸直的
　　腳抬離地面。用你的左手保持他的左
　　邊髖部不離地。

五、停在阻力點，保持姿勢三到
　　六秒。

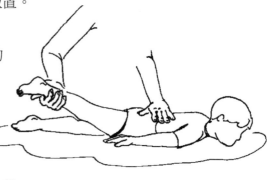

六、慢慢把他的腳放回地面，協助他結束姿勢。

七、換另一隻腳重複半蝗蟲式。接著雙腳同時進行同一套練習。

## 練習 13 半弓式

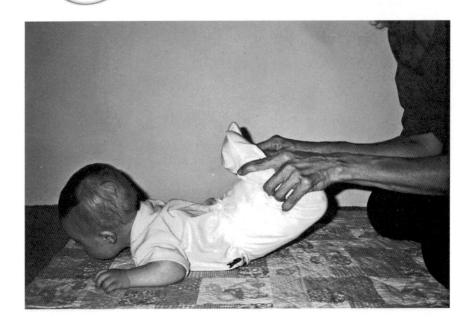

**效益**：這套體位法伸展大腿肌肉，並帶來許多與蛇式和蝗蟲式相同的益處。

### 技法 ▶

一、坐在孩子腳邊。

二、從腳踝上緣抓住他的雙腳。

三、把雙腳抬離地面，同時讓膝蓋彎曲。

四、持續彎曲膝蓋，直到他的腳底板正對他的後腦。此時他的膝蓋和大腿應該是離地的。

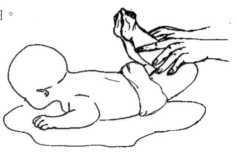

五、停在這個姿勢三到六秒。

六、慢慢把腳放回地上，協助他結束姿勢。

練習
14

嬰兒式 **Baläsana**

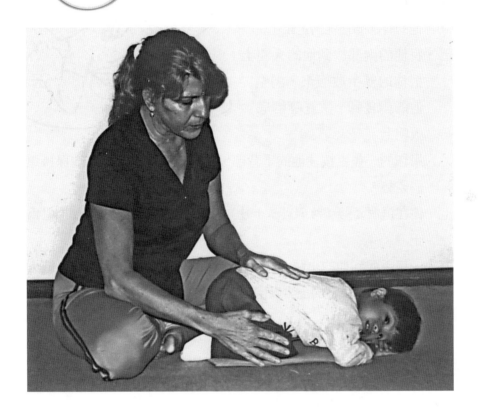

　　**效益**：雖然技術上來講不是一個後彎的體位法，但嬰兒式還是囊括在這個單元，因為相對於前三種練習，它是很好的一個反向補充姿勢。這套體位法形成溫和的前彎伸展效果，有助脊椎的舒展，並能減輕椎間盤的壓力，尤其是在下背部。如同抱膝屈腿式，它有助舒緩腹痛、脹氣和其他腸道問題。

**技法 ＞**

一、坐在孩子腳邊。

二、一手按住他兩隻腳的小腿，另一手掌心朝上伸到他的胸部底下。

三、按住小腿，將胸部抬離地面。

四、用你掌心朝上的那隻手，將他的胸部往後朝他的足部拉過去。這

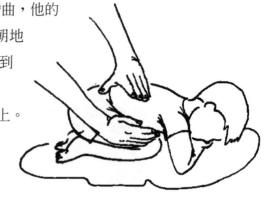

麼做的時候，他的膝蓋會彎曲，他的臀部會越過膝蓋，並往下朝地面移動。繼續這個動作，直到他的臀部靠在他的足跟上。

五、將他的胸部放到他的大腿上。把你的雙手收回來，調整他的兩隻腳，讓雙腳腳底板朝上。

六、用你的一隻手按住他的下背部，並輕輕往下壓，協助他保持這個姿勢。

七、停在這個姿勢（約十到三十秒），直到你感覺他試圖把腳伸直為止。

八、一隻手回到他的小腿，另一隻手回到他胸部底下，協助他結束姿勢，接著讓他的上半身回到俯臥姿。

小叮嚀

　　為免扭到脖子，練習過程中，小心不要把孩子的胸部抬得太高，導致他的頭部離地。

# 倒立式

## 頭立式 Sirshäsana

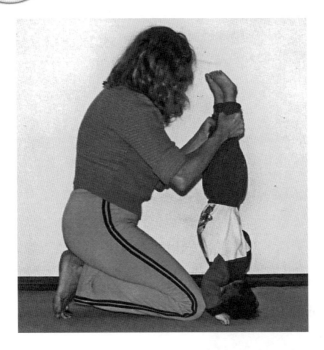

◆**警語**：如果孩子在接受藥物治療，請向藥師或醫生確認讓孩子做倒立
動作安全無虞。如果孩子有癲癇或心臟問題，那麼你要先聯絡能夠執
行本書教法的合格瑜伽老師。瑜伽老師會評估孩子的需求，並諮詢孩
子的醫生，為孩子規劃一套安全的瑜伽課程。

　　**效益**：頭立式藉由將重力反轉過來，改變全身血液和淋巴液④的
流向。腿部滯塞的血液因此流動起來，腦部和上半身的內分泌腺則充
滿富含氧氣的新鮮血液。這個姿勢不止有益於全身的神經系統，也有

---

④淋巴液：一種清澈的黃色液體，類似血漿，含有白血球，來自人體組織，透過淋巴管
運送到血液當中。

益於透過神經與腦部相連的感覺器官。科學實驗已經證明頭立式能改善記性與智力。

這個姿勢也有助消化和排泄功能，並能舒緩泌尿系統問題、鍛鍊內臟、降低疝氣和靜脈曲張的風險。有這些好處加起來，規律練習此一體位法的學生就會覺得整個人都很舒暢。

頭立式預備練習只會將身體傾斜四十五度角，頭立式則會將身體完全倒轉過來，讓身體與地面垂直，足部在頭部正上方。因此，完全的頭立式帶來的效益比頭立式預備練習大得多。

**技法 ▶**

一、讓孩子躺在一塊厚毯子或一顆平整的大枕頭上。

二、跪或盤腿坐在孩子頭部上側。

三、伸手越過他的身體，從足踝上方抓住他的小腿。

四、把他的雙腳一起抬離地面。

五、持續往上抬，慢慢將他的身體拉到垂直對齊的姿勢，他的頭頂輕觸地面。保持頭部和地面的接觸，這能讓他有個支點而比較有安全感。

六、現在，孩子應該是完全倒過來面對你。觀察他的表情，看看他倒立過來是否舒適而愉快。如果你在任何時候注意到一絲不適的跡象，就立刻帶他結束這個姿勢。

七、一開始先停在這個姿勢五秒鐘，之後逐漸增加到最長五分鐘。

八、帶他結束這個姿勢時，用你的一隻手抓住他的雙腳，用你的另一隻手拖住他的後頸。放下他的雙腳時，輕輕讓他的頭朝你移動過去。

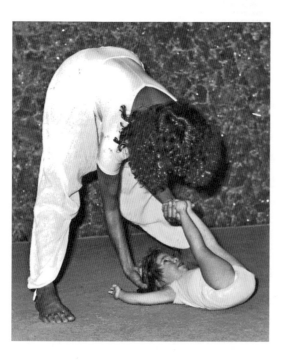

## 變化式

依孩子的體型而定，你可能會覺得站著協助他做這個動作比較容易
（參見下方照片）。

一、做完頭立式之後，務必讓孩子躺著休息至少一分鐘，他全
　　身的血壓才會平均。如果太快將他的頭抬起來，可能會導
　　致他頭暈。

二、頭立式是較為進階的姿勢，如果孩子還不能舒適地進行頭
　　立式預備練習至少三十秒，就不宜將頭立式排進他的例行
　　瑜伽練習中。

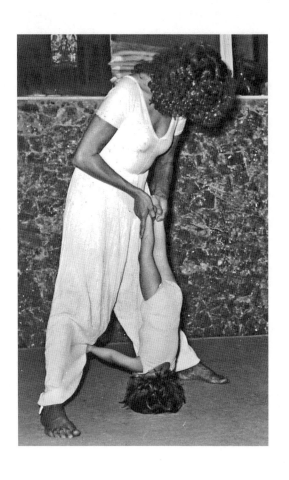

# 瑜伽課的結尾

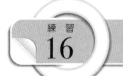

練習 **16** 深度放鬆

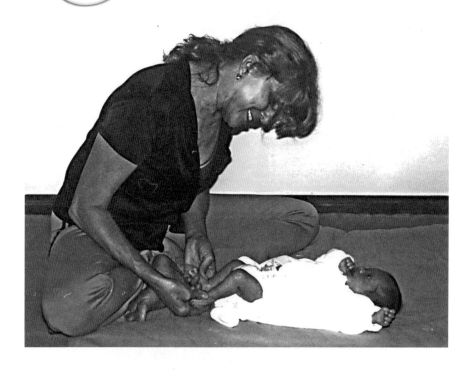

**效益**：從瑜伽課開始大約已經過了二十五分鐘，過程中孩子身體的許多部位都獲得了伸展與鍛鍊。為了吸收這些動作與姿勢的效益，現在是讓他休息的時候了。在瑜伽的領域，這種吸收作用是透過深度放鬆來達成。深度放鬆時，釋放肌肉和神經累積的緊繃，恢復到一種平靜而專注的狀態。神經系統獲得強化，整體健康獲得改善。有鑑於此，我建議你在孩子的例行瑜伽練習中，把深度放鬆當成必備的一部分。

**技法 >**

練習深度放鬆時，孩子要盡可能保持舒適及靜止不動。盡量不要

突然做任何可能分散他注意力的動作，打斷他正在進行的內在處理過程。如果你想說話，請以輕柔的語氣小聲說。

你的孩子剛完成頭立式練習，此時應該正躺著休息。將房間的燈光調暗，放一張CD，音樂要輕鬆舒緩，讓人能夠靜下來。如果房間好像會冷或透風，就為他蓋一條毯子。坐在他腳邊，讓他雙腳分開十五至三十公分的距離。同時按摩他的雙腳，以此開始放鬆的過程。用你的拇指輕輕按摩他的腳底，接著用其他手指按摩他的腳背。按摩過程中，讓他的雙腿保持著地。

依孩子的狀況而異，你或許想在整個放鬆過程中持續按摩他的腳，又或者按摩幾分鐘後你就想停下來。如果你從雙腳按摩到頭部，一併說出身體的每個部位，有些孩子會有正面的反應。這種口語溝通有助於開發對身體的覺知。有些孩子則比較喜歡後頸、臉部或頭頂受到按摩。如果孩子躺在地上很難放鬆，你可以試試把他抱在懷裡。有時這種親密的肢體接觸有助於讓他放鬆下來。

放鬆過程的安排可依據你對孩子需求的觀察自由發揮。保持正面、相信直覺、懷著憐惜與疼愛，你會找到讓他放鬆下來最好的辦法。如果他睡著了也別擔心，他還是會繼續吸收深度放鬆的效益。大約十分鐘過後，透過唱誦或輕觸他腳底，將他從深度放鬆中喚醒。如果你願意，可用幾句鼓勵的話語、幾個擁抱和親吻，結束這堂瑜伽課程。

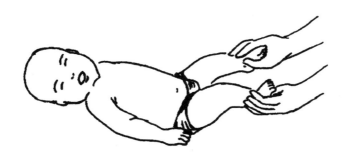

## 誘導階段要點提醒

- 包括深度放鬆在內，一整堂瑜伽課應該持續三十至三十五分鐘。

- 在各個練習之間，要記得為孩子留放鬆的時間，為下一個練習做準備。

- **如果孩子有癲癇、心臟或脊椎的問題，又或者最近生過病、動過手術，請不要在沒有專業指導的情況下貿然投入瑜伽療法。** 你需要聯絡能夠執行本書教法的合格瑜伽老師。瑜伽老師會評估孩子的需求，並諮詢孩子的醫生，為孩子規劃一套安全的瑜伽課程。

- 口語和語言技能的發展需要口語／語言治療師的協助。瑜伽有助改善呼吸，從而輔助治療師的工作。

- 切記孩子的熱中程度和精神狀況時而會有高低起伏。要對這些改變保持敏銳，據以調整你們的瑜伽練習。

- 持之以恆。長期來說，每天練習一點瑜伽比每隔一陣子練很多瑜伽有效得多。

# 誘導階段瑜伽練習表

　　一旦嫻熟誘導階段的練習之後，你可以參照下一頁的簡易對照表，循序完成孩子的例行瑜伽練習。

# 誘導階段練習

| 1 | 2 | 3 | 4 |
|---|---|---|---|
| 足部旋轉 | 足踝彎曲及旋轉 | 仰臥屈膝 | 髖關節旋轉 |
| 重複二到四次 | 重複二到四次 | 重複一到兩次 | 重複二到四次 |

| 5 | 6 | 7 | 8 |
|---|---|---|---|
| 抬腿 | 抱膝屈腿式 | 瑜伽睡眠式 | 仰臥姿脊椎扭轉 |
| 重複二到四次 | 兩邊各二到四秒 | 三到六秒 | 兩邊各三到六秒 |

| 9 | 10 | 11 | 12 |
|---|---|---|---|
| 手臂側舉 | 手臂直舉 | 蛇式 | 半蝗蟲式 |
| 重複二到四次 | 重複二到四次 | 四到十秒 | 三到六秒 |

| 13 | 14 | 15 | 16 |
|---|---|---|---|
| 半弓式 | 嬰兒式 | 頭立式＊ | 深度放鬆 |
| 三到六秒 | 十到三十秒 | 五到六十秒 | 七到十分鐘 |

**時間總計：三十到三十五分鐘**

＊頭立式是較爲進階的練習，如果孩子還不能舒適地進行頭立式預備練習至少三十秒，就不宜將頭立式排進他的例行瑜伽練習中。

# 7 互動階段——提高參與度（一至兩歲）

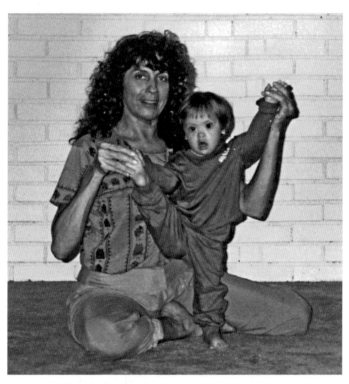

瑪麗安娜嘗試單腿平衡（Utthita Hasta Padangustäsana）

　　為能開始練習互動階段課程當中的體位法，孩子應該要能在最少的協助之下，自己坐、自己站、自己走。有了這些新學會的肢體活動技能，她就可以開始進行許多更為進階的體位法，包括坐式、站式和平衡式。一開始，這些體位法對她來講可能有點難做到。然而，她越是配合練習，就能越快成功駕馭這些姿勢。有鑑於此，在你們一起練瑜伽的過程中，你應該要鼓勵孩子提高她的參與度。

　　隨著孩子的參與度提高，她從瑜伽療法獲得的效益也會提高。這包括對身體有更強的覺知、注意力集中期較長、肌肉張力增強，以及

循環及心肺功能改善。孩子會在瑜伽課堂上表現出這些收穫，她的動作會顯得更爲優雅、流暢而自信。同時，她對你的依賴會減少。她很快就能學會在沒有幫助的情況下保持某些姿勢，其他姿勢則只需要你稍微的碰觸。此時你的任務是提供她剛好足夠的協助，讓她在沒有勉強或不適之下擺出並保持指定的姿勢。

**小叮嚀**

　　就典型的肌肉發展狀況而言，嬰兒（以及不會動的兒童）都不如年紀較長、活動度較高的孩子。他們的骨質密度也相對較低。有時候，有障礙的孩子關節很容易錯位。所以，父母或照顧嬰兒的專業人員必須小心，不要在下列練習中強迫或勉強孩子的身體。每一個練習都從最短的練習時間和最少的重複次數開始。孩子適應這些練習之後，再逐漸往上增加。在各個練習之間保留必要的短暫休息時間。

　　難度教高的練習以＊字號註記，例如倒立、站立或後彎的姿勢。這些練習乃至於其他練習的進階變化式，應該要在孩子能無任何不適進行這些練習之後，再加進她的瑜伽練習當中。另一方面，如果你感覺她在身體的某一區域需要多加努力，就應該持續練習強化該區域的活動，即使這個練習可能是來自較前期的練習階段。舉例而言，如果她的手臂和胸部很弱，那就應該持續練習手臂平舉和直舉，直到她的上半身夠有力。時時注意孩子的需求，幫她避免掉可能的損傷，並達到循序漸進且面面俱到的發展。

# 從仰臥姿<sub>①</sub>開始的練習

## ❖足部和足踝練習

　　**效益**：如同預備階段和誘導階段，這個單元的練習其中一個主要的目標，在於協助讓孩子做好站立和行走的準備。這些練習能促進足部和足踝的力氣和靈活度，協助足弓的發育成形，並刺激足部重要的穴位。之所以從足部開始，是因為雙腳是站立或行走時姿勢良好的基礎。完成這些練習之後，你可以按摩孩子的腳幾分鐘。按摩的放鬆效果有助讓他為接下來的練習做好準備。

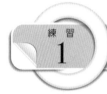

**練習 1**　足部旋轉

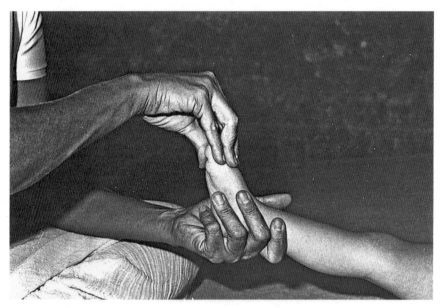

 技法 ▶

一、輕輕讓孩子躺好。

---

①仰臥：背朝下躺著。

二、採取舒服的姿勢坐在她腳邊，將她的一
　　隻腳跟握在掌心，你的掌心向上。

三、你的四根手指抓住腳跟，拇指靠著腳踝一
　　側，如此一來，四根手指就能從對側施力。這
　　種做法應該能固定腳跟，並且不會動到腳踝關
　　節。

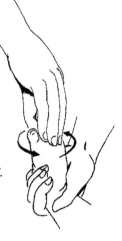

四、用另一隻手抓住同一隻腳的腳趾，旋轉足部的上
　　半部，先順時鐘繞圈，再逆時鐘繞圈。

五、兩個方向各重複二到四次，換腳再重複。

小叮嚀

　　如果孩子的腳容易內彎或外翻，朝相同方向施力旋轉足部
會讓這種傾向更嚴重。如果你著重在反方向的動作，則問題將
會減輕。

## 練習 2　足踝彎曲及旋轉

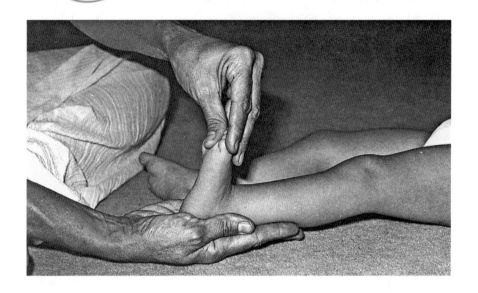

### 技法 ➤

一、坐在孩子腳邊。

二、從腳踝托住她的其中一隻腳。

三、用你另一隻手的指尖抓住同一隻腳的腳趾。

四、輕輕彎曲腳趾和足部，先向上彎（遠離你），再
　　向下彎（朝向你）。

五、重複二到四次。換腳重複。

六、腳趾做繞圈的動作，先順時鐘，再逆時鐘。

七、兩個方向各重複二到四次。換腳重複這整個練習。

**小叮嚀**

一、如果孩子的腳容易內彎或外翻，朝相同方向施力旋轉足部
　　會讓這種傾向更嚴重。如果你著重在反方向的動作，則問
　　題將會減輕。

二、做完練習一和練習二之後，接著按摩腳底。用你的大拇
　　指，從兩隻腳的腳趾按到腳跟以及足弓的部份。

## ❖腿部和髖部的練習

練習
3
仰臥屈膝

**效益**：這個練習增加膝蓋和髖部的彈性、放鬆下背部的緊繃，並強化雙腿的肌腱、神經與肌肉組織。對腹腔臟器也有刺激的效果，有助舒緩脹氣、腹痛及便秘。

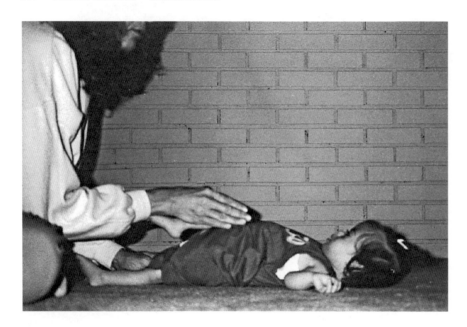

技法 >

一、坐在孩子腳邊。

二、左手按在她的右大腿上。

三、右手從膝蓋正下方抓住她的
　　左腳。

四、慢慢將左腳從地面抬起，同
　　時讓膝蓋彎曲。用你的左手協
　　助固定她的身軀，確保右腳保持

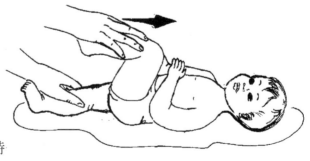

平放在地面上。

五、輕推抬起的那隻腳，增加膝蓋的彎曲度。這麼做的時候，膝蓋會彎過髖部，大腿會靠近胸部，甚至可能碰到胸部。如果感覺到一絲抗拒，就停下你的動作。不要試圖把孩子的腳硬推過去。

六、慢慢將右腳放回原來的位置。

七、重複一到兩次。換另一隻腳重複動作。接著再雙腳一起，做同一套動作。

**小叮嚀**

一、在這個練習的每一步驟，都要確保孩子的身體持正，髖部兩側保持著地，舉起的腳不可往左右兩側傾斜。

二、這個練習的目的是要讓孩子的大腿能碰到胸部，然而，我還沒看過哪個孩子在一開始就做到的。如果你有耐心、慢慢來，髖關節的活動度將會逐漸增加。

◆**警語**：如果你的孩子做了人工肛門，請密切注意她有沒有任何不適。如有必要，就將活動度縮小到你覺得適合進行這個練習的舒適度。

踩踏

練習 4

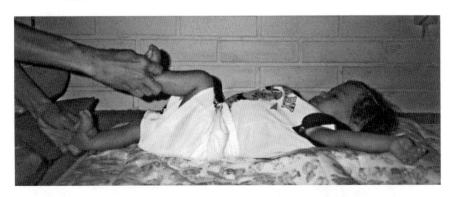

**效益**：這個重複性的練習鍛練大腿及整個腿部的肌肉組織。迅速的踩踏動作活動到膝蓋和髖關節，有助促進腿部的循環及肢體協調。這個練習也有助於舒緩脹氣和便秘。

**技法 >**

一、坐在孩子腳邊。

二、用你的右手抓住她的左腳，
　　用你的左手抓住她的右腳。
　　現在，將她伸直的腳抬起來，
　　大約離地十五公分。

三、將她的右腳推出去，讓膝蓋彎曲，
　　大腿與地面垂直。

四、用她的左腳做一樣的動作，同時把右腳拉回原位。

五、就像她在踩腳踏車的踏板一樣，持續推拉她的雙腳。進行這個
　　練習的時間總共應該是三十秒左右。

　　練習過程中，確保孩子兩邊髖部保持著地，以達到最大的穩定效果。

## 5　抬腿

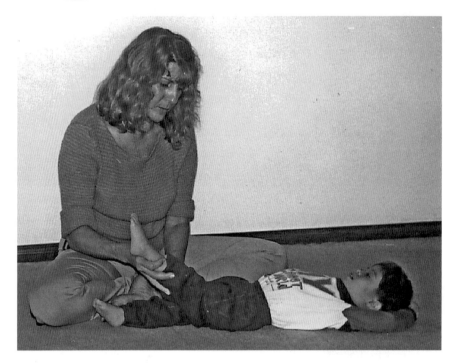

**效益**：這個練習強化腹部和大腿的肌肉，並能伸展腿後肌和脛後肌。進階變化式提供強而有力的前彎伸展，活動到手臂、胸部和頸部的肌肉。

> **技法**　>

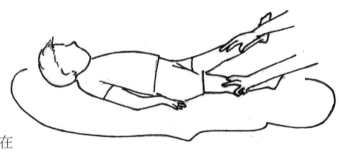

一、坐在孩子腳邊。

二、將你的右手放在
　　她左膝外側。你
　　右手的四根手指現在
　　應該她的左膝上面，大拇指則伸到她的小腿下面。

三、借助你的拇指和其他手指來讓她的膝蓋不要彎曲，將腳抬離地
　　面，直到呈現九十度角。繼續將腳舉過她的髖部，朝胸部過

去。借助你的左手讓另一隻腳保持在地面。

四、短暫停留在這個姿勢，然後將右腳放回地面。

五、重複二到四次。換另一隻腳重複。接著雙腳一起進行同樣的練習。

---

小叮嚀

一、在這個練習的整個過程中，都要確保孩子的臀部不離地。

二、逐漸拉長保持抬腿姿勢的時間。這麼做的時候，你可以減少重複這個練習的次數。一旦孩子的腿能保持抬起的姿勢幾秒鐘，這個練習就成為體位法了。

三、孩子的上半身更有力之後，就比較不用靠你來幫她把腿抬起來。她的參與度越高，肌肉就越能受到鍛鍊。

---

## 進階變化式：

一、坐在孩子身旁進行步驟二和三。

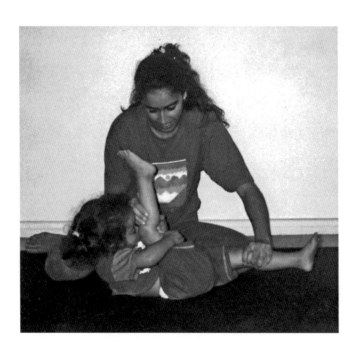

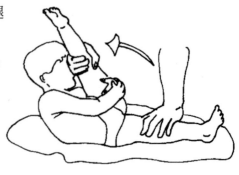

二、請孩子舉起雙手，自己從小腿
　　或大腿抓住抬起的那隻腳。
　　等幾秒鐘再給她剛好足夠的
　　幫助來做這些動作。

三、請她試著把頭朝抬起的腿
　　靠過去。等幾秒鐘再給她剛
　　好足夠的幫助來做這個動作。

四、保持這個姿勢一至二秒。

五、從頭部開始，接著是手臂，最後是腿部，以相反的順序慢慢把
　　她的身體放下來，協助她結束姿勢。

六、換腳重複一樣的步驟，接著雙腳同時一起做。

## ❖腹肌強化練習

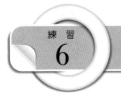

練習 6　船式 Navāsana

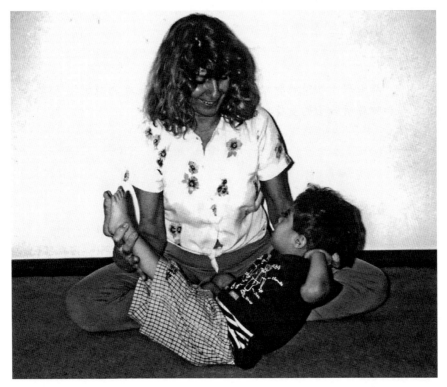

　　**效益**：對培養平衡感和強化腹部、胸部、肩膀、頸部和大腿肌肉而言，船式是絕佳的練習。它也有助於伸展脊椎及鍛鍊腹腔內臟。

**技法** ▶

一、坐在孩子身旁，面對她的身體中段❶。

二、一隻手放在她的雙腳腳踝底下，另一隻手放在後頸底下。

────────────────

❶midsection，即腰腹一帶。

三、同時將雙腳和上半身抬起，直
　　到兩者呈現V字形，兩邊各
　　離地45度角。

四、停在這個姿勢五到十秒。

五、慢慢將她的上半身和雙腳放
　　回地上，協助她結束姿勢。

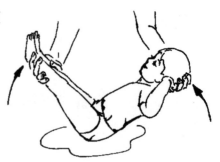

**小叮嚀**

　　隨著孩子的腹肌和大腿越來越強壯，就能逐漸減少你從頸
部和腳踝所給予的支撐。

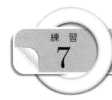

**練習 7**

**仰臥起坐 \*** ②

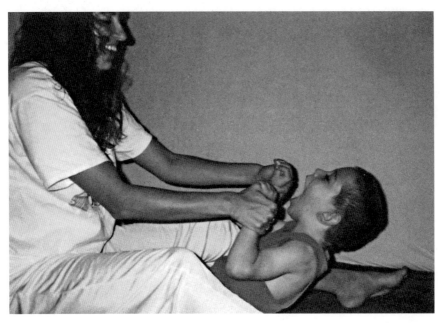

**效益**：這套反覆性的練習鍛鍊大腿、腹部、胸部、手臂和頸部肌肉，對強化腹肌尤其有益。

**技法 ➤**

一、在孩子的上背部、頸部和頭部底下墊一大顆枕頭或厚的墊子。

二、坐在她腳邊。

三、一手按在她的雙腿上，另一手按在她胸口。依孩子的情況而定，你可能需要用自己的雙腿固定她的腿部（參見照片與圖示）。

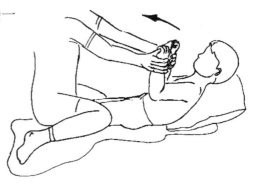

───────────────

② ＊字號註記的活動，應該要在孩子有辦法進行這些活動而無任何不適的前提下，才加進她的瑜伽練習當中。

四、請她舉起雙手並抓住你伸出去的手。一旦她抓牢了，就將她的手朝你拉過去，直到她的上半身呈現垂直。用你的另一隻手讓她的雙腳保持不離地。

五、將她放回墊子上，結束第一輪的動作。重複五到十次。

小叮嚀

　　孩子適應這套練習之後，減少你給她的協助，鼓勵她坐起來。最後她將能完全靠自己的力量坐起來。

## ❖軀幹運動

練習
8

橋式 Setu Bandha Sarvangāsana

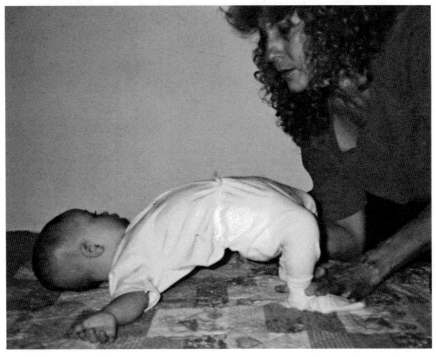

**效益**：這個姿勢伸展髖關節和腰椎一帶，並強化下背部、臀部和大腿的肌肉。

技法 ▶

一、坐在孩子腳邊。

二、讓她的雙腿從膝蓋處彎曲，並讓她的兩隻腳在地上踩平。兩腳的位置相隔約七公分。

三、你的其中一隻手按在她的雙腳上，另一隻手掌心朝上從她的腰部底下托住她。

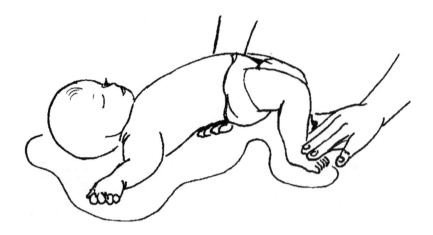

四、把雙腳牢牢按在地上，把背部抬離地面，直到她的身體從足部到
　　肩膀形成一個拱形。

五、停在這個姿勢三到五秒。

六、將她的背部與腿部慢慢放回地上，協助她結束這個姿勢。

小叮嚀

　　　有一天孩子將能不靠你的協助，自己抬起臀部。你可以用
以下的方式鼓勵她朝這個目標邁進：練習開始時，將她放在地
上，兩腳相距約十五公分，以達到更大的穩定度。不提供任何
協助，請她把臀部從地上抬起來。幾秒過後，從下背部給她剛
好足夠的支撐，完成這個姿勢。

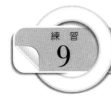

**練習 9** 祛風式或抱膝屈腿式 **Arddha Pavanamuktäsana**

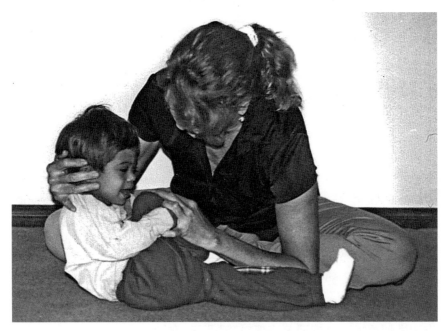

**效益**：這個姿勢對舒緩脹氣、腹痛和其他腸道問題來說相當好。它能強化腹部肌肉、伸展背部和頸部的肌肉，並有助增加髖部和膝蓋的靈活度。對舒緩下背部的壓力尤其有效。

**技法**

一、坐在孩子左邊。

二、將你的右手放在她的左大腿上，將你的左手放在她右膝正下方的小腿前側。

三、抓住右腳抬離地面，同時讓膝蓋彎曲。輕推右腳，增加膝蓋的彎曲度。

四、用你的右手取代左手，將你的右前臂垂下來，靠在她的左腿上。這個練習剩下來的部分，你可以用你的右前臂保持她的左腿不離地。

173

五、用你的右手繼續輕推孩子的右
　　腳。這麼做的時候，
　　膝蓋會彎過髖部，
　　大腿會靠近胸部，
　　甚至有可能碰到胸
　　部。

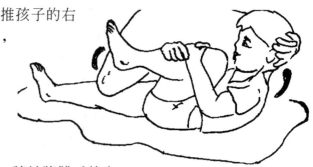

六、不要提供任何協助，請她將雙手放在
　　彎起的膝蓋上。等幾秒鐘，再（用你的左手）給她足以做到這
　　些動作的協助。

七、請她把頭抬起來，朝膝蓋靠過去。幾秒過後，把你的左手伸到
　　她的後腦勺，給她足以做到這個動作的協助。在沒有不適的
　　範圍內，盡量把她的頭抬起來，設法讓她的下巴或額頭碰到膝
　　蓋。這麼做的時候，她會自然而然吐氣。

八、停在這個姿勢（約二到四秒），直到你感覺她開始吸氣。

九、先將她的頭放回地上，接著是手和腳，協助她結束姿勢。

十、換腳重複這套練習。接著以雙腳同時進行。

小叮嚀　　　　在這個練習的每一步驟，都要確保孩子的身體持正，髖部
兩側保持著地，舉起的腳不可往左右兩側傾斜。

◆警語：如果孩子做了人工肛門，記得要縮小活動度，並縮短保持姿勢
　的時間長度。

**練習 10**

**雙腿繞頭式或瑜伽睡眠式 Yoganidrāsana**

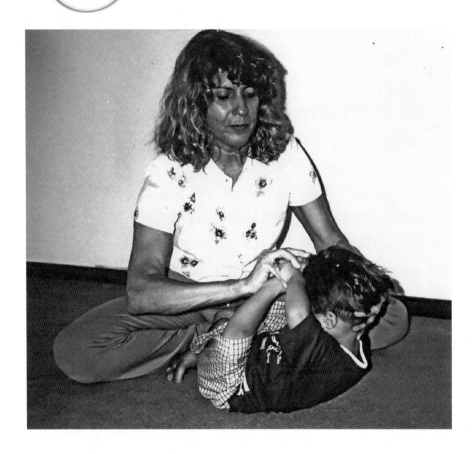

**效益**：這個姿勢讓整根脊椎達到前彎伸展的效果。它也鍛鍊到腹腔臟器，並有助於增加髖關節和膝關節的靈活度。

**技法 >**

一、坐在孩子右邊。

二、抓住雙腳腳踝，把她的腳離地舉起，直到呈現垂直。

三、一手抓住她一邊腳踝，把兩邊腳踝分開，雙腳腳底合在一起，從孩子身體上方拉過去。為了做到這個動作，你需要將雙腳朝胸部壓低，讓兩邊膝蓋往相反的方向彎出去。

175

四、用你的右手將雙腳抓在一起,請她伸出手去抓自己的腳。等幾秒鐘,再用你空著的那隻手,給她適足以做到這些動作的協助。

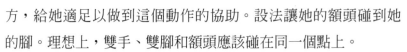

五、用你的右手把孩子的雙手雙腳抓在一起,請她把頭抬起來,朝她的腳靠過去。幾秒過後,把你的左手伸到她後頸下方,給她適足以做到這個動作的協助。設法讓她的額頭碰到她的腳。理想上,雙手、雙腳和額頭應該碰在同一個點上。

六、保持這個姿勢(約三到六秒),直到你感覺孩子開始吸氣。

七、先把頭放回地上,接著是手和腳,協助她結束姿勢。

**小叮嚀**　這個練習從頭到尾都要確定孩子的髖部保持著地。

◆**警語**:如果孩子做了人工肛門,記得要縮小活動度,並縮短保持姿勢的時間長度。

# 從俯臥姿③開始的練習

## ❖後彎姿勢

後彎的姿勢構成脊椎體位法四大基本類型的其中一類，其他三類是前彎、扭轉和側彎。後彎的姿勢將前彎的伸展方向反過來，向左扭轉的姿勢則將向右扭轉的伸展方向反過來，以此類推。四種類型合起來就組成了一套完整的脊椎保健操，讓脊柱常保健康、靈活、柔軟。這些彼此互補的姿勢有益中樞神經系統，能強化並伸展軀幹的所有肌肉，對所有的內臟也都有好處。

練習
**11** 　　**天鵝式 \***

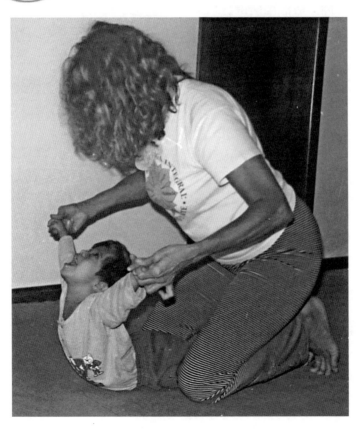

---

③俯臥：面朝下趴著。

**效益：**這套體位法舒緩下背部的緊繃、強化上背部及頸部的肌肉、擴展胸腔並舒緩便祕及脹氣。

**技法 ＞**

一、輕輕將孩子翻過來趴著。

二、跪下來，你的膝蓋在她腿部兩側。

三、伸出手去抓住她的兩隻手，以相反的方向伸展兩隻手臂。

四、將她張開來的手臂往上拉，讓她的頭部、頸部、胸部和腹部離開地面，骨盆則不要離地。

五、停三到六秒。

六、慢慢將她張開來的雙臂放回地面，協助她結束姿勢。

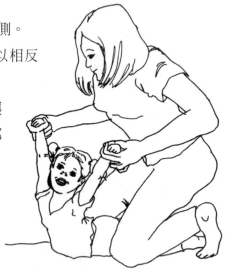

練習 **12** 　蛇式 \* **Arddha Bhujangāsana**

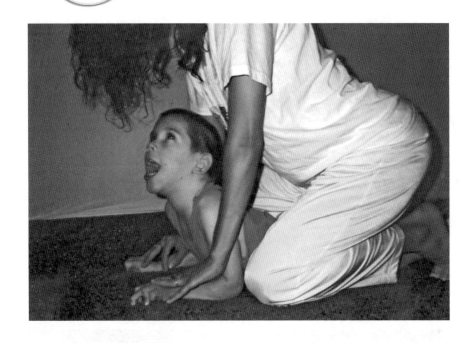

◆警語：孩子如有骨盆前傾（lordosis）或任何一種下背部的問題，在
練習蛇式時不要讓她的手臂打直。

　　**效益**：類似天鵝式，蛇式需要頸部、肩膀、手臂和上背部的肌肉
有較大程度的發展。這套體位法伸展人體前側的肌肉，有助舒緩腹腔
神經叢及下背部的緊繃。它能擴胸、鍛練心肺及腦神經、強化上背部
及頸部肌肉。它也有助於矯正脊椎、舒緩便祕及脹氣。天鵝式、本書
內伏地挺身姿勢乃至於手臂平舉和直舉，都有助於孩子為蛇式做好準
備。

**技法 ＞**

一、跪下來，你的兩邊膝蓋置於孩子腿部兩側。

二、將她的手放在她肩膀正下方的地上。確定她的手指指向前方，掌心向下，手肘彎曲貼著身體。用你的雙手將她的雙手固定在這個位置。

三、把你的手臂伸直，跪著把身體抬起來，你的頭部來到孩子頭部正上方。

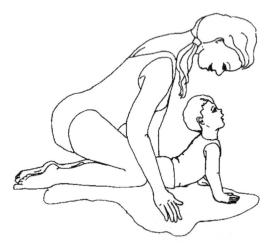

四、叫她名字或說句引她注意的話。這麼做會促使她用手去推地面，並抬起頭往上看。

五、保持在她頭部正上方，她才會繼續把頭往上抬並向後仰。藉由這種方式，你就能鼓勵孩子把她的整個上半身從地上抬起來，最終將雙臂打直。

六、只要沒有不適，就讓她保持這個姿勢。好了之後（三到三十秒），她會自己結束姿勢。

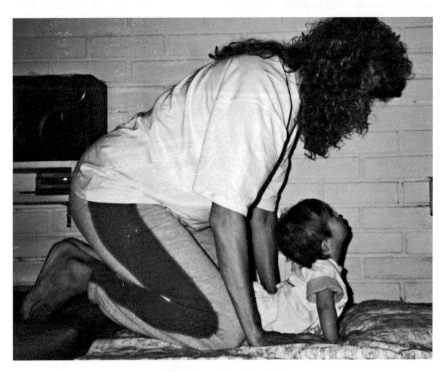

蛇式（Bhujangāsana）

練習 13  **半蝗蟲式 Arddha Salabhāsana**

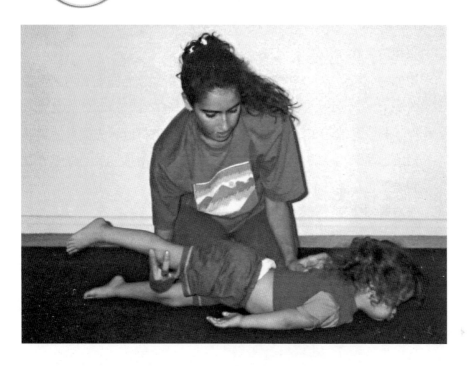

**效益**：這套體位法強化下背部和臀部的肌肉，伸展腹肌，並鍛鍊腹部的臟器和腺體。

**技法 ▶**

一、坐在孩子左邊。

二、讓她雙腳併攏，將她的手臂貼著身體放置。

三、你的左手手掌按住她的下背部。

四、你的右手從她左膝底下慢慢將她伸直的腳抬離地面。用你的左手保持她的左邊髖部不離地。

五、停在阻力點，保持姿勢三到六秒。

六、慢慢把她的腳放回地面，協助她結束姿勢。

七、換另一隻腳重複半蝗蟲式。接著雙腳同時進行同一套練習。

## 進階變化式：

一、坐在孩子腳邊。

二、用你的左手抓住她雙腳腳踝，將你的右手（掌心向上）伸到她膝
　　蓋底下。

三、把她的雙腳抬起來，用你的右手讓膝蓋保持打直。先從只把雙腳
　　抬離地面開始。隨著孩子的柔軟度越來越好增加伸展的程度，直
　　到髖部也離開地面。

四、保持這個姿勢三到六秒。

五、慢慢將她的雙腳放回地面，協助她結束姿勢。

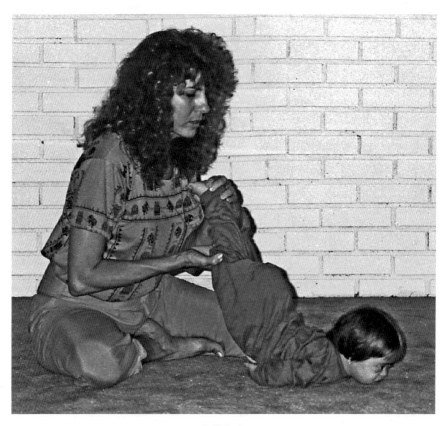

全蝗蟲式

練習 **14**　弓式 **✻ Dhanuräsana**

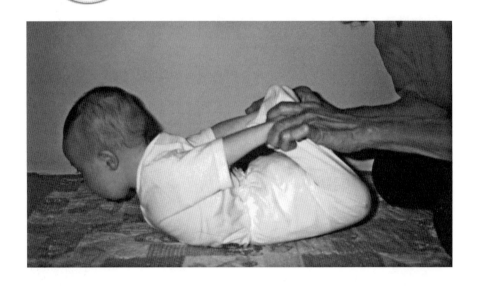

◆**警語**：孩子如有脊椎前彎或任何一種下背部的問題，請不要進行這套
　　練習。

**效益**：這套體位法伸展大腿肌肉，並能帶來許多和蛇式及蝗蟲式
相同的好處。此外，弓式能減少腹部脂肪、刺激胰臟，並增加大腸的
蠕動。

**技法 ▶**

一、坐在孩子腳邊。

二、抓住孩子腳踝，把雙腳抬離地面，讓
　　膝蓋彎曲。

三、用你的其中一隻手把她的兩隻腳抓在
　　一起。

四、把你空著的那隻手伸出去，將她的手

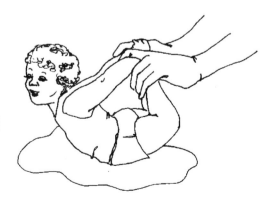

拉到她的腳這裡，一次拉一隻手。

五、用你的右手抓住她的右手和右腳，用你的左手抓住她的左手和左腳。現在，你應該是把她的雙手雙腳抓在她背部上方的位置。

六、將她的手腳往上拉，讓她的胸部和大腿離開地面。

七、停在這個姿勢三到六秒。

八、慢慢將她的胸部和大腿放下，接著讓她的手腳回到地上，協助她結束姿勢。

## 伏地挺身 *

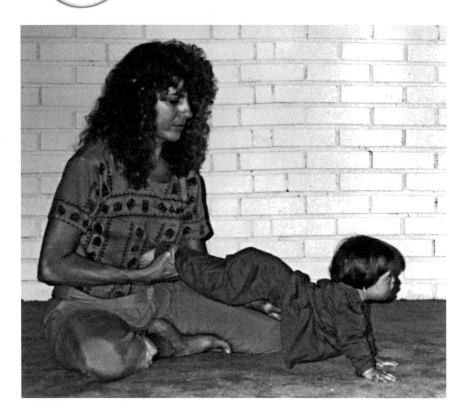

**效益**：這個姿勢強化手臂、肩膀、頸部和背部的肌肉。

**技法** ▶

一、坐在孩子腳邊。

二、把她的手放在肩膀正下方的地上。

三、用你的其中一隻手抓住她的兩隻小
　　腿，另一隻手（掌心向上）從她的胸部
　　底下托住她。

四、把她的雙腿抬起來，離地約十五公分，過程中雙腿要保持打
　　直。

五、請孩子把自己的上半身從地上推起來，給她適足以做到這個動作的支持。

六、繼續協助她，直到兩隻手臂完全伸直。這麼做的時候，將她的腿抬得更高，直到離地三十至四十五公分。設法讓軀幹和雙腿呈一直線。

七、停住三到六秒。

八、慢慢將軀幹和雙腿放回地上，協助她結束姿勢。

練習 16

嬰兒式 Baläsana

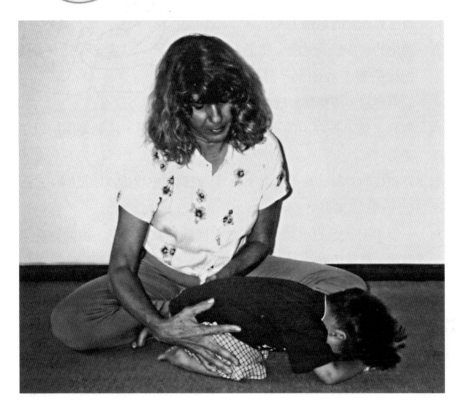

**效益**：這個姿勢將前面後彎姿勢的伸展方向反過來，形成溫和的前彎伸展效果，有拉長脊椎的作用，並能減輕椎間盤的壓力，尤其是在下背部。如同抱膝屈腿式，它有助舒緩腹痛、脹氣和其他腸道問題。

技法 >

一、坐在孩子腳邊。

二、一手按住她兩隻腳的小腿，另一手掌心朝上伸到她的胸部底下。

三、按住小腿，將胸部抬離地面。

四、用你掌心朝上的那隻手，將她的胸部往後朝她的足部拉過去。這

麼做的時候，她的膝蓋會彎曲，她的臀部會越過膝蓋，並往下朝地面移動。繼續這個動作，直到她的臀部靠在她的足跟上。

五、將她的胸部放到她的大腿上。把你的雙手收回來，調整她的兩隻腳，讓雙腳腳底板朝上。

六、你的一隻手按在她的下背部，並輕輕往下壓，協助她保持這個姿勢。

七、停在這個姿勢（約十到三十秒），直到你感覺她試圖把腳伸直為止。

八、一隻手回到她的小腿，另一隻手回到她胸部底下，協助她結束姿勢，接著讓她的上半身回到俯臥姿。

**小叮嚀**　在嬰兒式當中，請孩子把頭抬起離地，以活動頸部肌肉。

## 進階變化式：

**效益**：這個重要的變化式可發展孩子的平衡感，訓練她坐、爬、站。

**技法　>**

一、從嬰兒式的姿勢開始，把你的一隻手（掌心向上）伸到孩子胸部底下，另一隻手（掌心向下）按在孩子上背部中央。

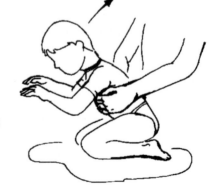

二、把她的上半身抬起來，呈現垂直的姿勢，用你的雙手幫她保持平衡。孩子現在應該是挺直跪坐，小腿坐在臀部下面，腳跟頂住臀部。這個姿勢叫做骨盆式（Pelvic Pose）。

三、將你的兩隻手分別從她的胸部和上背部往下移，來到兩邊髖部上緣。在她努力保持上半身挺直時，用你的手穩住她的髖部。

四、停在這個姿勢十到二十秒，再讓她回到嬰兒式。

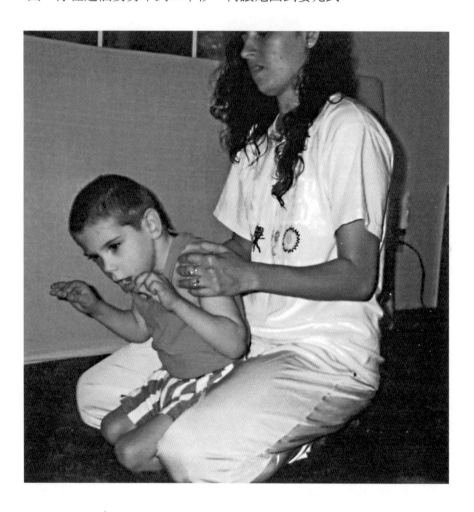

# 從坐姿開始的練習

練習 **17**　脊椎扭轉式 **Samana Matsyendräsana**

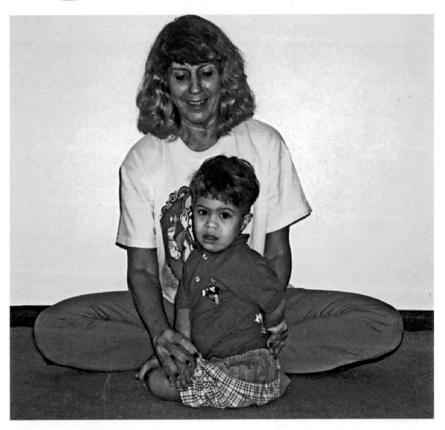

　　**效益：**這套體位法的扭轉動作，能伸展與脊椎骨相連的韌帶、減輕椎間盤的壓力，並刺激脊椎周邊的神經與神經節。透過輪流按壓身體兩側，這個練習按摩並鍛鍊內臟和腺體，有益肝臟、脾臟、胰臟、腎臟和腎上腺，也能幫助舒緩背部、手腕和臀部的肌肉緊繃。由於這個練習是以挺直坐姿進行，相對於仰臥姿（參見第五章及第六章的仰臥姿脊椎扭轉），它對手臂、肩膀和下背部的肌肉，乃至於腹腔臟器，都有更強的鍛鍊作用。

**技法** ▶

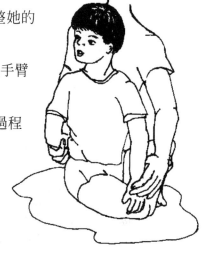

一、讓孩子背對你，以舒服的姿勢盤腿坐好。調整她的
　　體態，確保她的背部挺直。

二、抓住她的雙手手臂，將她的軀幹轉向右邊，以手臂
　　爲槓桿完成這個動作。

三、完成扭轉動作，請她把她的頭也轉向右邊。過程
　　中保持身體的挺直與穩定。

四、停住三到六秒。

五、慢慢把她轉回來，直到她面向前方，協助她
　　結束姿勢，接著以反方向重複脊椎扭轉式。

## ❖前彎姿勢

練習
**18**

### 頭碰膝蓋式

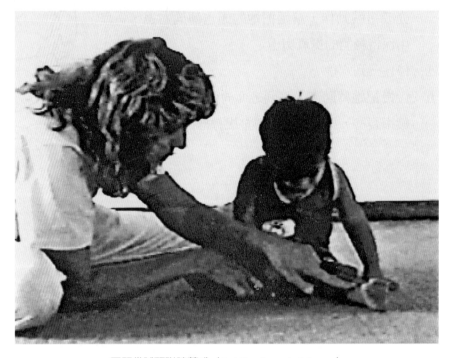

亞瑟嘗試頭碰膝蓋式（Arddha Janusirshäsana）

**效益**：規律練習頭碰膝蓋式，有助舒緩下背部的緊繃並預防便祕。這套體位法讓孩子爲前彎式做好準備。

▶ **技法**

一、坐在孩子背後。孩子應採盤腿坐姿。

二、將她的其中一隻腳伸到身體正前方。

三、調整另一隻腳，讓另一隻腳的膝蓋著地，並讓腳底板碰到伸直的那隻腳大腿內側。將她的腳跟挪到會陰部。

四、請她把手伸向她伸直的那隻腳，用雙手抓住足踝或
　　足部。

五、接著請她向前彎，試著讓她的額頭碰到
　　她的小腿或足踝，提供她朝腿部壓
　　低身體所需的任何協助。

六、停在這個姿勢五到十五秒。

七、請她坐起來，協助她結束姿勢。
　　接著換另一隻腳重複頭碰膝蓋式。

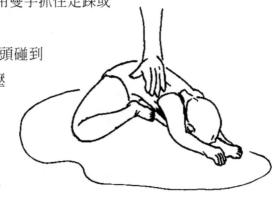

小叮嚀　在這個練習的過程中，盡可能讓她伸出去的那隻腳保持打直。

練習 **19**　前彎式 **Paschimothanäsana**

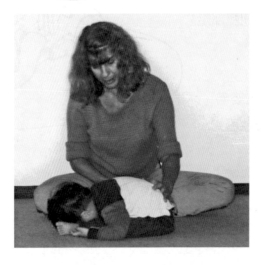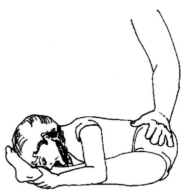

**效益**：透過伸展肌肉及連接脊椎骨的韌帶，前彎式有拉長脊椎的作用，對所有身體後側的肌肉群都有絕佳的伸展效果。這套體位法有益全身，尤其是中樞神經系統。它鍛鍊到腹腔的臟器，並有助舒緩下背部的緊繃。

**技法 >**

一、面對孩子而坐。

二、讓她的雙腳在她面前伸直併攏。

三、請她把手伸向伸直的雙腿，抓住自己的足踝或足部。

四、接著請她向前彎，設法讓她的額頭碰到她的小腿或足踝。如果她真的很柔軟，她甚至可能把胸部碰得到自己的大腿。提供她朝腿部壓低身體所需的任何協助。

五、停在這個姿勢五到十五秒。

六、請她坐起來，協助她結束姿勢。

小叮嚀　在這個練習的過程中，盡可能讓她伸出去的雙腳保持打直。

練習 **20** | 坐角式或開腿前彎式 **Upavishtakonāsana**

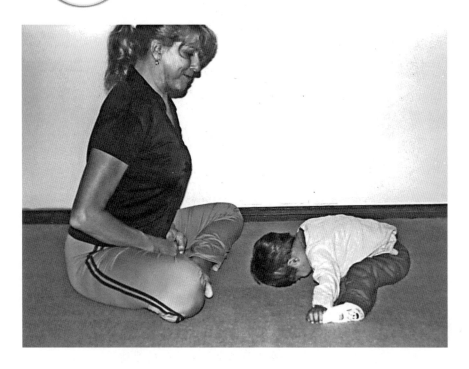

**效益**：對於鍛鍊髖部的柔軟度及伸展大腿內側的肌肉和肌腱來說，這個姿勢是絕佳的練習。

技法 ▶

一、面對孩子而坐。

二、讓她的雙腳在她面前伸直。

三、輕輕將她的雙腳分開，直到呈現一個寬「V」形。

四、抓住她的腳踝，防止雙腳合起來。請她向前彎，並設法將額頭垂到地板。如果她把雙手放在面前的地上，當她把身體朝地板降下去時就能撐住自己。提供她做這個動作所需的任何協助。

五、如果她的額頭或胸部能夠碰到地面，你就可以把她的雙臂打開，並將她的雙手放到她的腳踝上。

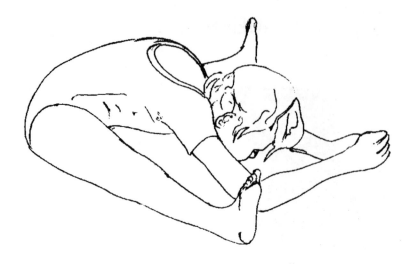

六、停在這個姿勢五到十五秒。

七、協助她結束姿勢，把她的軀幹抬起來，讓她回到坐姿。

**小叮嚀**

　　開腿前彎式會為大腿內側帶來激烈的伸展。為免抽筋或扭到，請慢慢展開動作，並確保不要勉強孩子的雙腿。

# 從站姿開始的練習

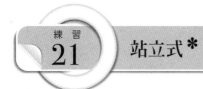

練習 **21** 站立式 *

**效益**：站立式發展肌肉的力量，教導孩子平衡、專注以及對身體的覺知。在規律練習之下，這些體位法對學習自己站立和行走是絕佳的訓練工具。

從大樹式開始，當孩子能做到這個姿勢時，你就可以嘗試站姿抱膝屈腿式。

練習 **21-1** 大樹式

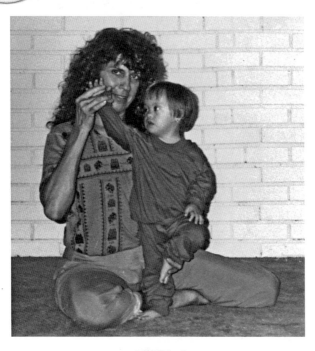

大樹變化式

**技法** ▶

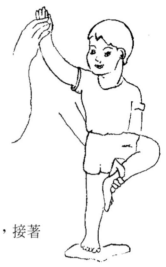

一、協助孩子站起來。

二、坐或跪在她身後，用你的左手臂環抱
　　她的胸部，以提供支撐。

三、用你的右手抓住她的右小腿，將她的
　　腳抬到適足以讓髖部轉動，將膝蓋往
　　側邊彎出去。把她右腳的腳底板靠在
　　她的左腳內側，置於腳踝正上方的位置。

四、停在這個姿勢三到十秒。

五、將她的右腳放回地上，協助她結束姿勢，接著
　　換另一隻腳重複大樹式。

小叮嚀

　　　大樹式有幾個變化式，端看孩子把腳靠放在提供支撐的那
隻腳哪裡。她的腳靠放的位置越高，她做這個姿勢需要的技巧
就越高。

＊練習大樹式時，請避免把腳靠放在膝蓋上，以免對膝關節造成壓力。

198

## 練習 21-2 站姿抱膝屈腿式

**技法** ▶

一、協助孩子站起來。

二、坐或跪在她身後，用你的左手臂環抱她的
　　胸部，以提供支撐。

三、用你的右手從她的膝蓋下方抓住她的右
　　小腿，將她的右腿朝她的胸部舉起來。
　　彎曲的這隻腳應該要在孩子身體正前方。

四、停在這個姿勢三到十秒。

五、將她的右腳放回地上，協助她結
　　束姿勢，接著換另一隻腳重複站
　　姿抱膝屈腿式。

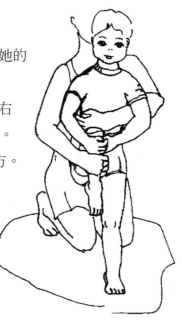

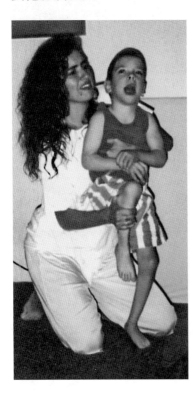

練習
**22**

## 站姿前彎式 *

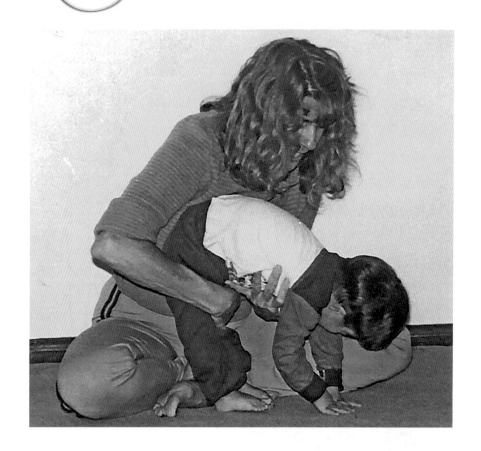

**效益**：這套重複性的練習對發展背部和腿部的力量來講相當好。

技法 >

一、保持坐在孩子身後。

二、單手環抱孩子雙腳膝蓋前側。

三、請她盡可能向前彎，並將雙手放在地上。在她向前彎並將上半身朝地面垂下去時，用你空著的那隻手支撐她的胸部。

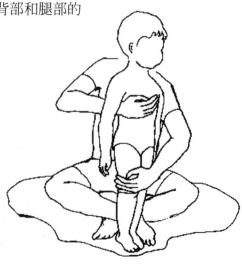

四、請她回到挺直站立的姿勢。用你支撐她
　　胸部的那隻手，給她適足以做到這個
　　動作的協助。

五、重複一到五次。

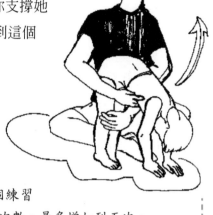

小叮嚀

一、一開始，直到孩子肌肉更有
　　力之前，她都只能重複這個練習
　　一、兩次。逐漸增加重複的次數，最多增加到五次。

二、剛開始做這個練習的前幾次，有些孩子可能很怕把身體彎
　　下去。解決這個問題的其中一種辦法，就是在孩子前方數
　　十公分的地上放個東西，請她拿起來給你。把這個練習變
　　成一種遊戲，有助於讓她忘掉恐懼。

# 倒立式

小叮嚀

一般而言，在一堂瑜伽課上，孩子做一種倒立動作就夠了。頭立式是除了肩立式（和魚式）之外的一種選擇。在各堂瑜伽課上，你可以交替穿插這兩種倒立式。依孩子個別的需求和接受度而定，你也可以針對一個姿勢一連練幾天或幾星期。

**練習 23 開始肩立式 \* Beginning Sarvangāsana**

◆**警語**：如果孩子在接受藥物治療，請向藥師或醫生確認讓孩子做倒立動作安全無虞。如果孩子有癲癇或心臟問題，那麼你要先聯絡能夠執行本書教法的合格瑜伽老師。瑜伽老師會評估孩子的需求，並諮詢孩子的醫生，為孩子規劃一套安全的瑜伽課程。此外，由於肩立式會彎曲頸椎，所以寰樞關節不穩定④的孩子不宜。一至二成的唐寶寶受到這種骨科問題的影響，請向醫生確認孩子沒有這種疾病。

**效益**：肩立式又被稱為「體位法之后」，是幾乎所有例行的瑜伽練習中必備的兩種倒立式之一。如同頭立式，肩立式將地心引力的方向反轉過來，改變全身血液和淋巴液⑤的流向。腿部滯塞的血液因此流動起來，腦部和上半身的內分泌腺則充滿富含氧氣的新鮮血液。這個姿勢有助消化和排泄，並能舒緩氣喘、咽喉和泌尿問題。它也能鍛鍊內臟器官，降低疝氣和靜脈曲張的風險。

---

④寰樞關節不穩定（atlanto-axial instability）是寰椎（atlas）與樞椎（axis）之間的關節容易滑動的疾病。寰椎與樞椎為頭蓋骨底部的兩節頸椎。

④淋巴液：一種清澈的黃色液體，類似血漿，含有白血球，來自人體組織，透過淋巴管運送到血液當中。

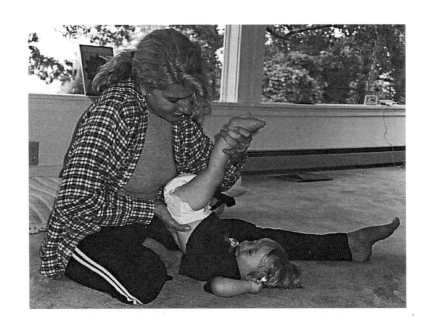

　　頭立式對腦下垂體和松果腺有更大的益處，肩立式的好處則集中在調節人體新陳代謝的甲狀腺和副甲狀腺。這套體位法伸展與頸椎相連的肌肉和韌帶，並強化肩膀、手臂和背部的肌肉。

**技法** ▶

一、讓孩子躺平。

二、以舒服的盤腿坐姿坐在她腳前。

三、抓住她雙腳的腳踝，把她的身體朝你拉過去，
　　一邊拉一邊往上提起來。繼續拉提，直到她的
　　雙腳和你的胸部同高，而她的背部靠
　　在你的腹部。此時，她應該是呈現
　　倒立的姿勢，她的肩膀、手臂、
　　頸部和頭部碰到地板。

四、停在這個姿勢三十到六十秒。

五、用一隻手抓住她兩隻腳的腳踝，用你空著的那隻手托住她的腰
　　部後側，協助她結束姿勢。把她的背部抬到適足以讓她的身體
　　滑出去遠離你，同時將她的雙腳放下來。

## 變化式：

一旦孩子對肩立式駕輕就熟，你就可以帶進幾種變化式。這些變化式伸展並強化腿部、背部和頸部，增加髖關節的活動度，改善平衡和對身體的覺知。從「變化式一」開始，隨著孩子越來越適應後續的變化式，依序加入變化式二和三。

### 變化式一：開腿

一、從肩立式開始，分別抓住兩隻小腿的外側，將孩子的雙腳分開，直到呈現寬「V」形。

二、把雙腳重新合起來。

三、重複一到三次。

### 變化式二：抬腿

一、分別抓住兩隻小腿的外側，把孩子的右腳放到她頭部後方的地上。做這個動作的過程中，要確保她的雙腿保持打直。

二、讓她的右腳回到垂直的姿勢。

三、換她的左腳進行一樣的動作。

四、重複一到三次。

### 變化式三：犁式

一、分別抓住兩隻小腿的外側，慢慢將孩子伸直的雙腳放到她頭部後方的地上。

二、讓雙腳回到垂直的姿勢。

三、重複一到三次。

一、在變化式二和三，把孩子的腳放回地上時，小心不要扭到她的脖子或上背部。

二、一旦孩子對臀部、腿部和背部的動作有充分的掌控能力，就鼓勵她在沒有你的協助之下，自己練肩立式的變化式。

練習
**24**

## 魚式 Matsyäsana

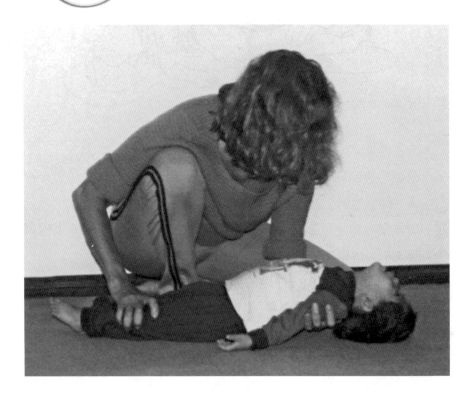

◆**警語**：由於魚式會彎曲頸椎，所以寰樞關節不穩定的孩子不宜。請和醫生確認孩子沒有這種疾病。

**效益**：傳統上，這套體位法是與肩立式相對的姿勢，能打開頸部和胸部在肩立式當中受到壓迫的區域。緊接在肩立式後面練習魚式，有助舒緩頸部和肩膀的僵硬。它能補充肩立式對神經系統和上半身內分泌腺的益處，尤其有益於甲狀腺。

技法 ▶

一、剛做完肩立式，孩子現在應該是躺著。

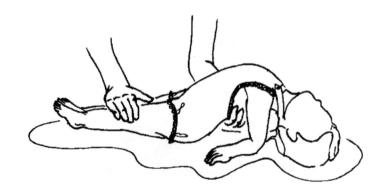

二、坐在她身旁，面對她的身體中段。

三、把她的背部從地上抬起來，抬到適足以讓你把一隻手（掌心向上）伸到她的上背部，從頸部下緣拖住。

四、用你掌心向上的那隻手，把她的背部、頸部和頭部從地上抬起來。

五、用你空著的那隻手按住她的額頭，很輕很輕地將她的額頭往下壓，直到她的頭頂輕輕靠在地面。現在她的軀幹應該形成一個拱形，只剩她的臀部和頭頂碰觸地面。

六、繼續撐住她的上背部，停在這個姿勢五到十秒。

七、協助她結束姿勢，把你空著的那隻手放到她頭部後側，從底下將她的頭輕輕抬起來，慢慢把她的背部和頭部放回地面。

練習
**25**

## 頭立式 ✱ Sirshāsana

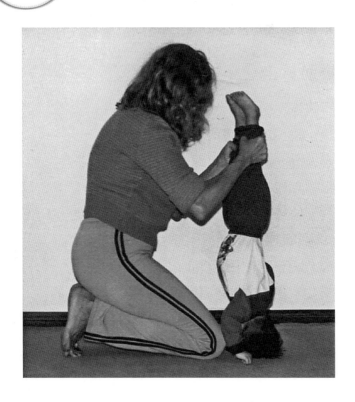

◆**警語**：如果孩子在接受藥物治療，請向藥師或醫生確認讓孩子做倒立
　　動作安全無虞。如果孩子有癲癇或心臟問題，那麼你要先聯絡能夠執
　　行本書教法的合格瑜伽老師。瑜伽老師會評估孩子的需求，並諮詢孩
　　子的醫生，為孩子規劃一套安全的瑜伽課程。

　　**效益**：頭立式藉由將重力反轉過來，改變全身血液和淋巴液的流
向。腿部滯塞的血液因此流動起來，腦部和上半身的內分泌腺則充滿
富含氧氣的新鮮血液。這個姿勢不止有益於全身的神經系統，也有益
於透過神經與腦部相連的感覺器官。科學實驗已經證明，頭立式能改
善記性與智力。

這個姿勢也有助消化和排泄功能，並能舒緩泌尿系統問題、鍛鍊內臟、降低疝氣和靜脈曲張的風險。有這些好處加起來，規律練習此一體位法的學生就會覺得整個人都很舒暢。在瑜伽的語彙裡，頭立式又被稱為「體位法之王」。

**技法 ›**

一、讓孩子躺著。

二、坐或跪在靠近孩子頭部的地方。

三、伸手越過她的身體，從足踝上方抓住她的小腿。

四、把腳抬離地面。

五、持續往上抬，慢慢將她的身體拉到垂直對齊的姿勢，她的頭頂輕觸地面。設法保持頭部和地面的接觸，這能讓她有個支點而比較有安全感。

六、現在，孩子應該是完全倒過來面對你。觀察她的臉部，看看她倒立過來是否舒適而愉快。如果你在任何時候注意到一絲不適的跡象，就立刻帶她結束這個姿勢。

七、一開始先保持頭立式五秒鐘，之後逐漸增加到最長五分鐘。

八、帶她結束這個姿勢時，用你的一隻手抓住她的雙腳，用你的另一隻手拖住她的後頸。放下她的雙腳時，輕輕讓她的頭朝你移動過去。

## 變化式：

依孩子的體型而定，你可能會覺得站著協助她做這個動作比較容易（參見下頁照片）。

小叮嚀

　　做完頭立式之後，務必讓孩子躺著休息至少一分鐘，她全身的血壓才會平均。如果太快將她的頭抬起來，可能會導致她頭暈。

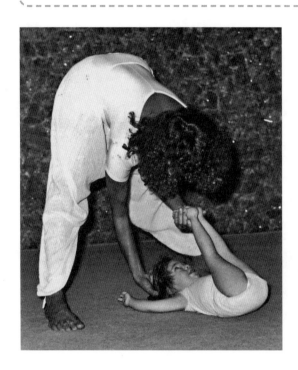

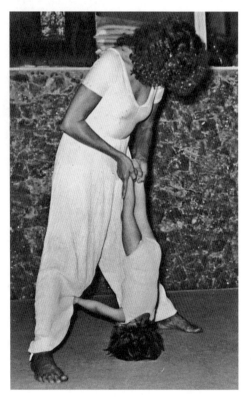

# 瑜伽課的結尾

練習 **26**　深度放鬆

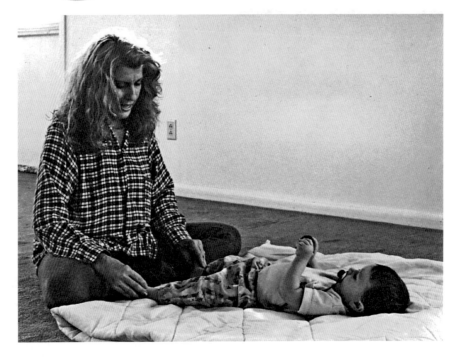

**效益**：從瑜伽課開始大約已經過了三十分鐘，過程中孩子身體的許多部位都獲得了伸展與鍛鍊。為了吸收這些動作與姿勢的效益，現在是讓她休息的時候了。在瑜伽的領域，這種吸收作用是透過深度放鬆來達成。深度放鬆時，釋放肌肉和神經累積的緊繃，恢復到一種平靜而專注的狀態。神經系統獲得強化，整體健康獲得改善。有鑑於此，我建議你在孩子的瑜伽例行練習中，把深度放鬆當成必備的一部分。

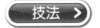
**技法**

練習深度放鬆時，孩子要盡可能保持舒適及靜止不動。盡量不要

突然做任何可能分散她注意力的動作，打斷她正在進行的內在消化過程。如果你想說話，請以輕柔的語氣小聲說。

　　孩子剛完成頭立式練習，此時應該正躺著休息。將房間的燈光調暗，放一張卡帶或CD，音樂要輕鬆舒緩，讓人能夠靜下來。如果房間好像會冷或透風，就為她蓋一條毯子。坐在她腳邊，讓她雙腳分開十五至三十公分的距離。同時按摩她的雙腳，以此開始放鬆的過程。用你的拇指輕輕按摩她的腳底，接著用其他手指按摩她的腳背。按摩過程中，讓她的雙腳保持在地面。

　　依孩子的狀況而異，你或許想在整個放鬆過程中持續按摩她的腳，又或者按摩幾分鐘後你就想停下來。如果你從雙腳按摩到頭部，一併說出身體的每個部位，有些孩子會有正面的反應。這種口語溝通有助於開發對身體的覺知。有些孩子則比較喜歡後頸、臉部或頭頂受到按摩。如果孩子躺在地上很難放鬆，你可以試試把她抱在懷裡。有時這種親密的肢體接觸有助於讓她放鬆下來。

　　放鬆過程的安排可依據你對孩子需求的觀察自由發揮。保持正面、相信直覺、懷著憐惜與疼愛，你會找到讓她放鬆下來最好的辦法。如果她睡著了也別擔心，她還是會繼續吸收深度放鬆的效益。大約十分鐘過後，透過唱誦或輕觸她腳底，將她從深度放鬆中喚醒。如果你願意，可用幾句鼓勵的話語、幾個擁抱和親吻，結束這堂瑜伽課程。

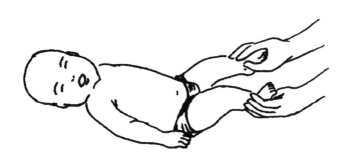

## 互動階段要點提醒

- 互動階段的課程比前面兩個階段的課程都包含更多練習。由於孩子現在能夠比之前更快做到這些體位法，所以要她在四十分鐘內完成整套例行練習應該不成問題。既然她的靈活度有了新的進展，她甚至可能變得太過熱切，不想按照指定的時間長度停留在一個姿勢。若是如此，你要鼓勵她慢下來、放輕鬆一點。理想上，越來越熟練之後，她應該要在每一個姿勢都停留更長一點的時間。
- 在各個練習之間，要記得為孩子留放鬆的時間，為下一個練習做準備。
- 為了保持孩子的興致，你可能會發現偶爾改變例行瑜伽練習的順序有所幫助。
- **如果孩子有癲癇、心臟或脊椎的問題，又或者最近生過病、動過手術，請不要在沒有專業指導的情況下貿然投入瑜伽療法。**你需要聯絡能夠執行本書教法的合格瑜伽老師。瑜伽老師會評估孩子的需求，並諮詢孩子的醫生，為孩子規劃一套安全的瑜伽課程。
- 口語和語言技能的發展需要口語／語言治療師的協助。瑜伽有助改善呼吸，從而輔助治療師的工作。
- 切記孩子的熱中程度和精神狀況時而會有高低起伏。要對這些改變保持敏銳，據以調整你們的瑜伽練習。
- 持之以恆。長期來說，每天練習一點瑜伽比每隔一陣子練很多瑜伽有效得多。

# 互動階段瑜伽練習表

一旦嫻熟互動階段的練習之後，你可以參照接下來的簡易對照表，循序完成孩子的例行瑜伽練習。

# 互動階段練習

| 1<br>足部旋轉<br>重複二到四次 | 2<br>足踝彎曲及旋轉<br>重複二到四次 | 3<br>仰臥屈膝<br>重複一到兩次 | 4<br>踩踏<br>約三十秒 |
|---|---|---|---|
| 5<br>抬腿<br>重複二到四次 | 6<br>船式<br>五到十秒 | 7<br>仰臥起坐 *<br>重複五到十次 | 8<br>橋式<br>三到五秒 |
| 9<br>抱膝屈腿式<br>兩邊各二到四秒 | 10<br>瑜伽睡眠式<br>三到六秒 | 11<br>天鵝式 *<br>三到六秒 | 12<br>蛇式 *<br>三到三十秒 |
| 13<br>半蝗蟲式<br>三到六秒 | 14<br>弓式 *<br>三到六秒 | 15<br>伏地挺身 *<br>三到六秒 | 16<br>嬰兒式<br>十到三十秒 |

# 互動階段練習（續前頁）

| 17<br>脊椎扭轉式 | 18<br>頭碰膝蓋式 | 19<br>前彎式 | 20<br>開腿前彎式 |
|---|---|---|---|
| 兩邊各三到六秒 | 兩邊各五到十五秒 | 五到十五秒 | 五到十五秒 |
| 21<br>站立式＊ | 22<br>站姿前彎式＊ | 23<br>肩立式＊ | 24<br>魚式 |
| 三到十秒 | 重複一到五次 | 三十到六十秒 | 五到十秒 |

| 25<br>頭立式＊ | 26<br>深度放鬆 |
|---|---|
| 五到六十秒 | 七到十分鐘 |

**時間總計：約三十五到四十分鐘**

＊以「＊」字號註記的練習，應該要在孩子有辦法進行這些練習而無任何不適的前提下，才加進她的瑜伽練習當中。

# 8 模仿階段——培養獨立（兩歲至三歲）

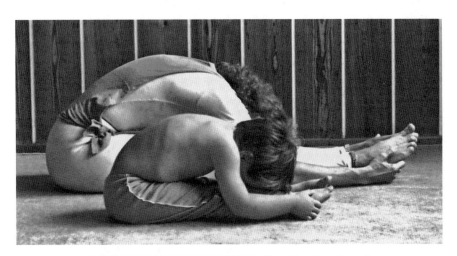

索妮亞和毛利西歐練習坐姿前彎式（Paschimothanäsana）

　　為了開始練習模仿階段的體位法，孩子必須已經駕馭了許多基本的肢體活動及認知技能。他應該要能在沒有協助之下站立和行走，並能明白你的指示、模仿你的動作。這比前三個階段需要更高的專注程度和語言技能，外加良好的身體覺知、肌肉張力和靈活度。由於孩子跟著你做是最快的學習法，所以你必須能夠示範一些簡單的瑜伽體位法。

　　透過自己先做一遍來把每一套新的體位法介紹給孩子。在擺出、保持及結束一個姿勢的過程中，清楚地示範並解說每一個動作。讓他看什麼時候吸氣、什麼時候呼氣。一般來說，在你抬起身體或往後仰時吸氣，在你垂下身體或往前彎時呼氣，停在一個姿勢時則正常呼吸。在練習體位法的過程中，恰當的呼吸有助肌肉放鬆，並讓特定的姿勢更容易做到。結果就是人體的內在節奏會平靜下來，包括心跳和呼吸，而體位法的效益會大大增強。示範完一個特定的姿勢之後，請

孩子重複你做過的動作。坐在他旁邊，給他必要的口頭指示和肢體協助。

　　一旦孩子駕馭了一個特定的姿勢，就鼓勵他在沒有你的協助之下練習，必要時糾正他的姿勢並提供肢體上的協助。在糾正他之前，要先告訴他他做得很好，接著問他是否可以讓你在這個姿勢的某一方面協助他。這種介入的方式能鼓勵他培養獨立的能力，並促進他在瑜伽課堂上和你的合作。在模仿階段，你也會將音樂及聲音療法、呼吸法和眼睛運動介紹給孩子。加上這三個重要的練習領域之後，他的例行瑜伽練習實質上就和我們的兒童及成人團體班一樣了。

小叮嚀

　　模仿階段課程的每一套練習，都根據孩子不經協助做到特定姿勢的能力及對身體的覺知來分級。難度較高的練習以「＊」字號註記，例如倒立或站姿體位法。在這些體位法及其他體位法的進階變化式當中，孩子可能需要持續的協助，直到掌握了沒有你協助就做到這些姿勢所需的技能為止。

由於你在模仿階段要親自做示範，所以本章的體位法段落所提供的指示是以第二人稱（也就是「你」）寫成。在帶領孩子擺出某一個特定的姿勢時，只要以他能輕易理解的方式重複那套練習的指示即可。協助他結束姿勢時，則以相反的順序重複相同的指示。就每個練習所指定的分量而言，從最短的時間長度或最少的重複次數開始。隨著孩子逐漸適應這些練習，你就能逐漸增加這些分量。在各個練習之間，保留必要的短暫休息時間。

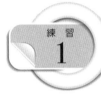

## 練習 1　唱誦或誦念

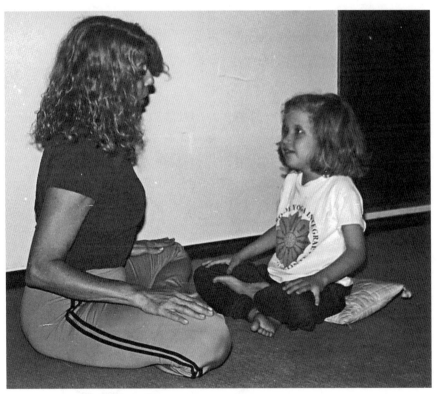

**效益**：在我們的瑜伽課程裡，這通常是受到最多孩子喜愛的部分。以有障礙的孩子來說，唱誦梵咒有助拉長集中注意力的時間並改

善記性。它也有助發展重要的口語、聲音、節奏和肢體協調技能。以三到五分鐘活潑的唱誦及鼓掌開始瑜伽課，有助於為你的瑜伽班營造正面的氣氛。在整堂瑜伽課上，你和孩子從頭到尾都會覺得比較輕鬆、愉快而平靜。

**技法 ▶**

面對孩子而坐。輕輕調整他的肩膀和背部，讓他以挺直但放鬆的姿勢坐好。

在我的兒童瑜伽班，我唱誦平安（祥和）、愛與光輝的梵咒。以下是一些例子：

唵善締（OM Shanthi）＝寧靜

唵鉢羅（OM Prem（a, am））＝愛

唵啾諦（OM Jyothi）＝光輝

如果你不用梵文發音，那也可以用翻譯版：唵寧靜、唵愛、唵光輝，或其他任何能讓人平靜下來、讓你和孩子覺得舒服的唱誦法。

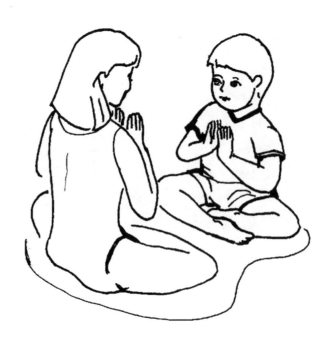

練習
2

呼吸法 Pränäyäma

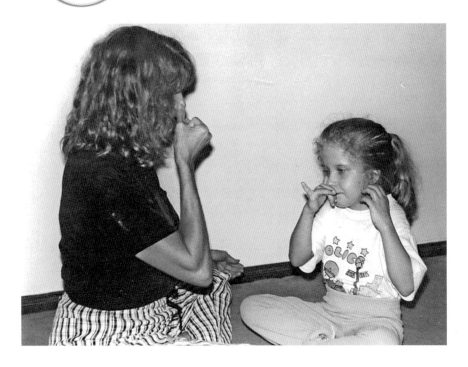

「呼吸法」的梵文pränäyäma是由兩個字組合而成：

präna＝生命能量、生命力

yama＝控制

一個人呼吸不順，身體機能就不良。要有良好、健康、平靜的頭腦及平衡的情緒，正確的呼吸是關鍵。以有特殊需求的兒童為例，呼吸法對供應新鮮氧氣和改善肺活量來講很重要。呼吸練習直接影響大腦和情緒。改善孩子的呼吸方式可增強他的自信、覺知和控制能力。

以「廓清式呼吸法」展開呼吸法的課程，等到孩子熟練了，再把「風箱式呼吸法」涵蓋進去，最後是「鼻孔交替式呼吸法」。三套練習總計需時五到六分鐘。

## 廓清式呼吸法或頭顱發光呼吸法

**效益**：這套呼吸法清除呼吸道和鼻竇多餘的痰和黏液，強力的呼氣清除肺臟裡老舊污濁的空氣，進而換成富含氧氣的新鮮空氣。結果是血液裡的含氧量提高，重新活化腦部和中樞神經系統。對有氣喘、鼻竇疾病和支氣管阻塞的孩子而言，廓清式呼吸法是一套理想的練習。

**技法 >**

面對孩子而坐。在他面前的毯子上放一、兩張面紙。一開始先簡短解說並示範廓清式呼吸法，這套練習包括：

一、正常的吸氣，接著是——

二、快速的呼氣。橫隔膜強力地向內並向上活動，將空氣從肺臟排出。

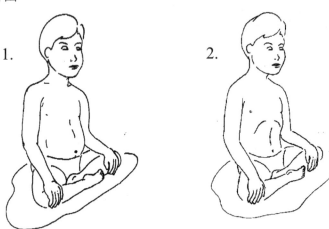

讓孩子看你的腹部如何在吸氣時鼓起來，並在呼氣時縮進去。嘴巴保持閉上，時時以鼻腔呼吸。透過鼻腔呼吸有助於在空氣進入肺臟之前先行過濾並加溫。

現在是時候讓孩子練廓清式呼吸法了。請他拿起一張面紙，拎到自己的鼻子前方（離他的臉約十至十五公分）。這張面紙會接住呼氣時從他鼻孔排出的黏液。現在請他深吸一口氣，接著在你數「一」的時候快速呼氣。再次從「吸氣」開始，接著數「二」，做第二次的呼

氣。持續下去，直到他完成二十次吸氣和呼氣。在第一輪的結尾，提醒他擤一下鼻子。在開始第二輪之前，請他慢慢深呼吸二到三次，讓肺臟吸飽空氣並徹底把氣吐乾淨。再多重複廓清式呼吸法一到兩次。

> **小叮嚀**　　請特別注意孩子練呼吸法通常要多花一點時間。最好的教法是在孩子面前做這套練習，鼓勵他準備好了就加入你的行列。要有耐心，因為他從練習呼吸法得到的益處值得你多花一點工夫。

## 風箱式呼吸法　Bhästrika

**效益**：風箱式呼吸法是一套相當提神的快速呼吸練習，能帶來許多與廓清式呼吸法相同的益處。這套練習讓肺臟和血液充滿富含氧氣的新鮮空氣，對全身都有益。風箱式呼吸法強力的腹部收放動作，能強化橫隔膜、讓身體暖和起來、促進循環並有助消化。

**技法 ▶**

從簡短解說並示範這套練習開始。風箱式呼吸法包含：

一、快速吸氣，接著立刻──

二、快速呼氣。

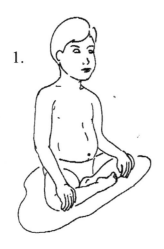
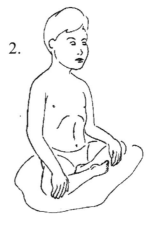

重複步驟一和二，在吸氣或呼氣之間都沒有任何停頓。記得要從鼻腔呼吸。同樣的，在這個練習的過程中，也讓孩子看你的腹部如何一縮一放。現在，讓孩子練風箱式呼吸法，直到他完成一輪二十至二十五下的吸氣和呼氣。在一輪的結尾，請他慢慢深呼吸一次。接著做第二輪，如有可能就做第三輪。

## 鼻孔交替式呼吸法或輕鬆愉快呼吸法

**效益**：鼻孔交替式呼吸法又稱為「神經淨化呼吸法」，是一套對思緒的平靜而言相當有效的練習。這種呼吸法強化整體神經系統，並有助平衡左腦和右腦。鼻孔交替式呼吸法的諸多益處包括強化免疫系統、促進消化，以及培養專注力。

**技法 ＞**

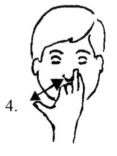

一、首先你要向孩子示範這套練習過程中所用的手勢。
　　把你的右手手指伸出來，食指和中指彎曲，碰觸到
　　掌心。大拇指、無名指和小拇指保持伸直。

二、徹底把氣呼出來。

三、用你的右手大拇指按住右側鼻孔，透過左側
　　鼻孔慢慢吸氣和呼氣。

四、把你的大拇指從右側鼻孔放開，用你的無名指按住左側鼻孔。
　　透過右側鼻孔慢慢吸氣和呼氣。這就完成了一輪的鼻孔交替式
　　呼吸法。

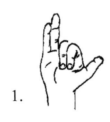

1.

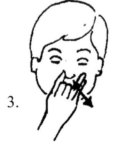

3.

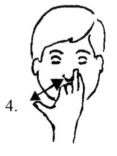

4.

孩子開始練鼻孔交替式呼吸法時，你要協助他把他的手指放在對的位置。用他的右手大拇指按住他的右側鼻孔，接著請他慢慢吸氣和呼氣。把他的大拇指從右側鼻孔移開，並用他的無名指按住他的左側鼻孔，接著請他透過右側鼻孔慢慢吸氣和呼氣。現在，孩子完成了一輪的鼻孔交替式呼吸法。繼續協助他，直到他完成總共八到十輪。

**小叮嚀**

孩子練這些呼吸練習的過程中沒有閉氣的時候。焦點全在吸氣和呼氣上頭。

練習
**3**

## 眼睛運動 Nethra Vyäyämam

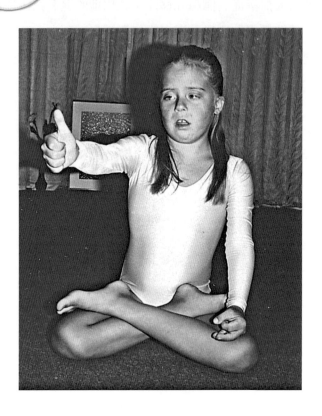

　　**效益**：眼睛運動包含眼睛的特定動作，以及聚焦在近處和遠處物體上的練習。眼睛運動強化視神經及眼球周邊的肌肉，聚焦練習則能培養眼睛對焦的能力（即水晶體自動調整焦距的能力）。兩種練習都有助於改善視力及專注力。

**技法1 ▶**

一、坐在孩子面前，你的一隻手握拳，並將大拇指豎起來。舉起你的手臂，讓你豎起來的大拇指幾乎離開他的視線。提醒他要把雙眼聚焦在你的大拇指上。大拇指保持豎起，直線慢慢放下你舉起的手臂，直到你的手碰到地板。這就構成了一輪的上下練習。重複數次。

二、由右到左，再由左到右，在孩子眼睛平視的高度做橫向移動的動作。

三、從右上角到左下角，再從左下角到右上角，對角線做動作。接著從左上角到右下角畫對角線，再反過來。

四、在半空中順時鐘用你的大拇指畫兩個大圈。大拇指保持在孩子視野的極限。動作慢到讓他的眼睛能夠跟上你大拇指的動作。最後，反方向畫兩個大圈。

**技法2 >**

你的一隻手握拳，並將大拇指豎起來。大拇指與孩子的眼睛保持水平，距離他面前大約六十公分。慢慢把你的手臂朝他伸直，請他注視著你的大拇指。繼續做這個動作，直到你的大拇指最終碰到他的鼻尖。提醒他持續看著你的大拇指，即使他現在是鬥雞眼。停在這個姿勢一至兩秒，接著慢慢把你的大拇指挪回本來的位置。

**小叮嚀**

孩子漸漸習慣這套練習之後，你可以教他怎麼用自己的手臂和豎起來的拇指做這些動作。這有助於讓他培養更好的手眼協調度。

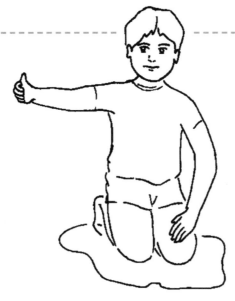

225

練習 **4** 脊椎扭轉式 **Samana Matsyendräsana**

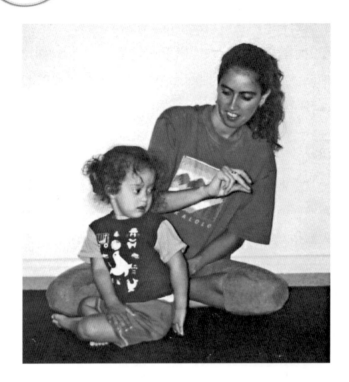

**效益：**這套體位法的扭轉動作能伸展與脊椎骨相連的韌帶、減輕椎間盤的壓力，並刺激脊椎周邊的神經與神經節。透過輪流按壓身體兩側，這個練習按摩並鍛鍊內臟和腺體，有益肝臟、脾臟、胰臟、腎臟和腎上腺，也能幫助舒緩背部、手腕和臀部的肌肉緊繃。

**技法 >**

一、將你的脊椎挺直，以舒服的姿勢盤腿而坐。

二、將你的右手放在你的左膝上，將你的左手臂彎到背後。吸氣。

三、吐氣，並將身體轉向左邊。現在，再轉過去一點點，視線越過你的左肩。

四、停在這個姿勢五到十五秒，接著放鬆。

五、面向前方，向右重複脊椎扭轉式。

## 進階變化式：

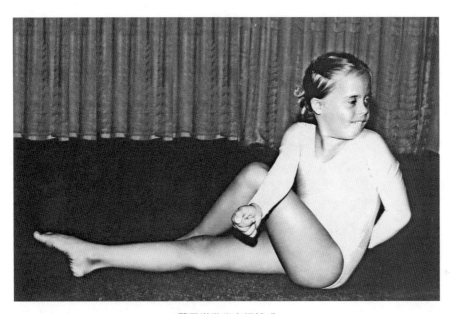

蘿貝塔做坐姿扭轉式

一、將你的右腳伸直。

二、左腳離地弓起，跨過伸直的右腳，將腳底板牢牢踩在地
　　上，踩在右膝旁邊。

三、把你的軀幹輕輕轉向左邊，將你的右手臂置於你的左膝
　　外側。如有可能，就用你的右手抓住你的右膝。將你
　　的左手放在你背後的地上。

四、把你的背部打直，吸氣。吐氣，並轉
　　向左邊。視線越過你的左肩。

五、正常呼吸，停在這個姿勢五到十五
　　秒，接著鬆開。

六、面向前方，向右重複脊椎扭轉式。

## 瑜伽身印式 Yogamudrä

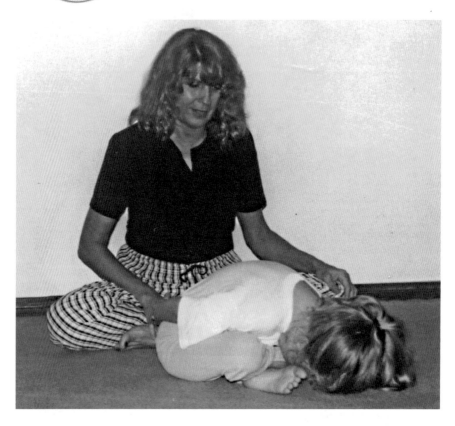

**效益：**瑜伽身印式是其中一個最放鬆的姿勢，可強化神經系統，有助舒緩背部肌肉和脊柱的緊繃，亦能幫助消化並預防便祕。

技法 ▶

一、以舒服的姿勢盤腿而坐。

二、雙手放到背後，十指交扣。

三、身體前傾，把你的頭垂到地面。
　　雙手保持握在背後。

四、放鬆地停在這個姿勢十到
　　二十秒，正常呼吸。

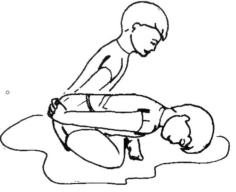

# 前彎姿勢

前彎的姿勢構成脊椎體位法四大基本類型的其中一類，其他三類是後彎、扭轉和側彎。前彎的姿勢將後彎的伸展方向反過來，向左扭轉的姿勢則將向右扭轉的伸展方向反過來，以此類推。四種類型合起來就組成了一套完整的脊椎保健操，讓脊柱常保健康、靈活、柔軟。這些彼此互補的姿勢有益中樞神經系統，能強化並伸展軀幹的所有肌肉，對所有的內臟也都有好處。

練習 6　**頭碰膝蓋式 Janusirshäsana**

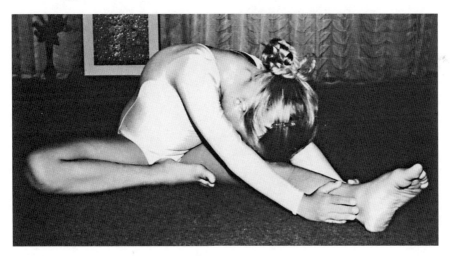

**效益**：規律練習頭碰膝蓋式，有助舒緩下背部的緊繃並預防便祕。對前彎式來說，這是一套絕佳的預備練習。

**技法 ▶**

一、把你的右腳伸直。

二、你的左腿保持在地上，左膝彎曲，左腳腳底貼在右大腿內側。將

左腳跟朝會陰部挪進去。

三、將你的雙手高舉過頭，向上伸展，吸氣。吐氣，上半身往前彎。

抓住你的右腳踝，盡可能往前彎。設法讓你的頭部碰到膝蓋。

四、停在這個姿勢十五到三十秒，接著鬆開。

五、換腳重複頭碰膝蓋式。

小叮嚀

一、停在頭碰膝蓋式時，讓你的頸部和肩膀放鬆。

二、設法讓你伸直的那隻腳保持膝蓋著地。

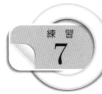

練習
**7**

前彎式 **Paschimothanäsana**

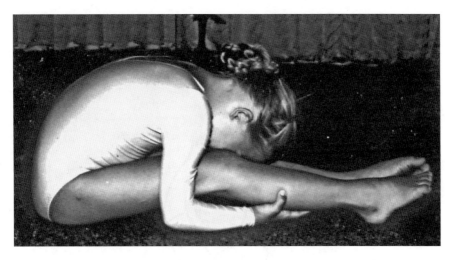

**效益**：透過伸展肌肉及連接脊椎骨的韌帶，前彎式有拉長脊柱的作用，對所有身體後側的肌肉群都有絕佳的伸展效果。這套體位法有益全身，尤其是中樞神經系統。它鍛鍊到腹腔的臟器，並有助舒緩下背部的緊繃。

技法 ▶

一、將你的雙腳在你面前打直。雙腿併攏坐直。

二、雙手高舉過頭，向上伸展，吸氣。

三、上半身向前彎，吐氣，抓住你的小腿、足踝或足部。

四、停在這個姿勢十五到三十秒，接著鬆開。

小叮嚀

一、停在前彎式時，讓你的頸部和肩膀放鬆。

二、設法保持膝蓋不離地。

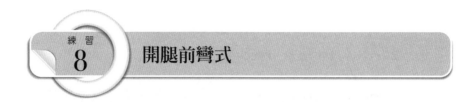

效益：這套體位法增加髖部活動的範圍，並伸展大腿內側的肌肉和肌腱。下述三種變化式通常一起練習。

## 變化式一：

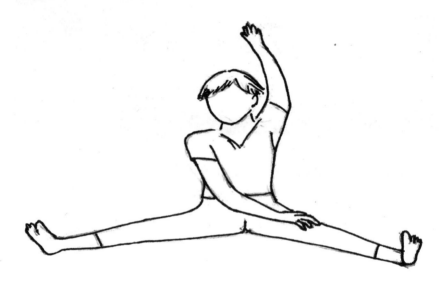

一、雙腳伸直，並盡可能往兩旁打開。身體坐直。

二、把你的右手放在左大腿上，將你的左手往上伸，吸氣。朝右側彎過去，感覺有阻力時就停住，呼氣。

三、讓你的頸部放鬆，停在這個姿勢十到二十秒。

四、結束這個姿勢時，核心出力，雙手先往上伸再放下。

五、面對前方，將你的左手放在右腿上，重複這個姿勢。

## 變化式二：

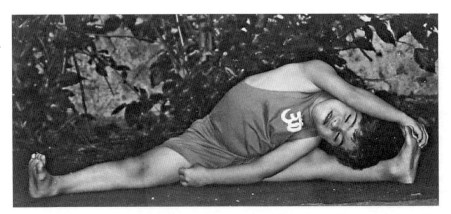

開腿側彎式　Badha Upavishtakonäsana

一、雙腳伸直，並盡可能往兩旁打開。身體坐直。

二、雙手高舉過頭，向上延伸，吸氣。軀幹向左轉，上半身彎下去，
　　吐氣。伸手去抓你的小腿、足踝或足部。

三、頸部放鬆，停在這個姿勢十到二十秒。

四、結束這個姿勢時，回到坐直的姿勢，雙手保持在地上。

五、面向前方，換右腳重複這個姿勢。

小叮嚀

　　擺出這個姿勢的過程中，兩邊坐骨保持在地上。在彎向一
邊時，設法抵抗對側大腿離地的傾向。

## 變化式三：

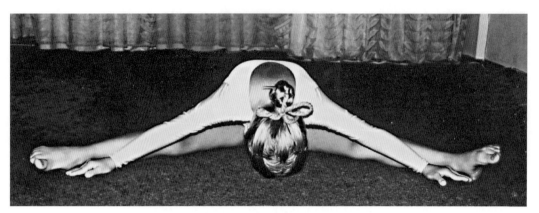

坐角式　Upavishtakonäsana

一、回到坐直的姿勢，雙腳保持張開。面向前方，吸氣。

二、上半身向前彎，吐氣，胸部朝地板壓低。漸漸壓下去的過程中，你可以將雙手撐在面前的地上，為身體提供支撐。盡量保持背部挺直。

三、停在這個姿勢十五到二十五秒。

小叮嚀

　　如果你的額頭或胸部碰得到地，你可以將雙臂張開，雙手按在腳踝上。

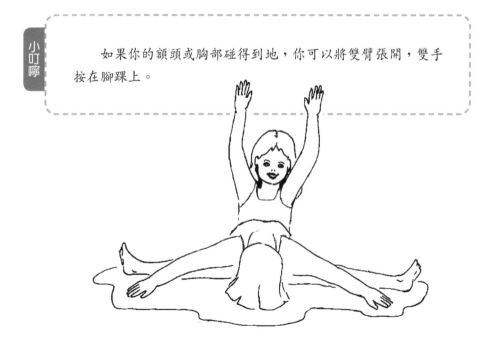

# 從仰臥姿①開始的練習

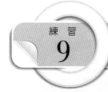

練習 **9** 抱膝屈腿式 Arddha Pavanamukthäsana

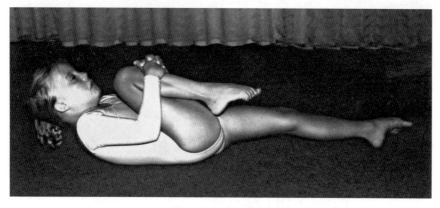

蘿貝塔做祛風式或抱膝屈腿式

**效益**：這套體位法對舒緩脹氣、腹痛和其他腸道問題來說相當好。它能強化腹部肌肉、伸展背部和頸部的肌肉，並有助增加髖部和膝蓋的靈活度。對舒緩下背部的壓力尤其有效。

**技法 ▶**

一、雙腿打直躺平。

二、吸氣，慢慢把右腳離地抬起，抬到四十五度角。

三、呼氣，膝蓋彎曲，雙手抱住小腿前側。把膝蓋朝胸部抱過去，額頭抬起來朝膝蓋靠過去。

四、停在這個姿勢五到十五秒，接著鬆開。

五、換腳重複。接著雙腳一起重複。

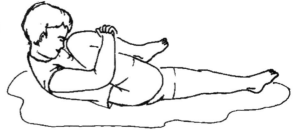

①仰臥：背朝下躺著。

## 雙腿繞頭式或瑜伽睡眠式　Yoganidrāsana

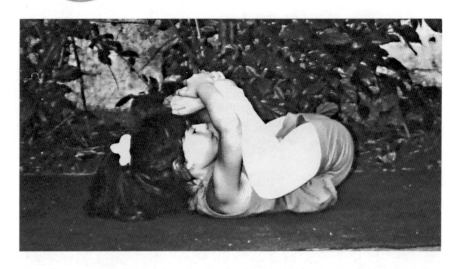

**效益**：這個姿勢讓整根脊椎達到前彎伸展的效果。它也鍛鍊到腹腔臟器，並有助於增加髖關節和膝關節的靈活度。

### 技法 ▶

一、雙腳抬起，呈九十度角。

二、膝蓋彎曲，雙腳腳底板貼在一起。

三、雙手從兩腳之間的空隙穿過去，抓住雙腳外側。

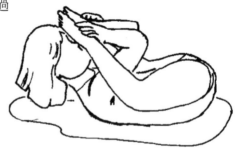

四、把你的腳往頭部拉過去，把你的頭抬起來，朝你的腳靠過去。

五、停在這個姿勢五到十五秒。

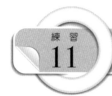
練習
11
滾背式

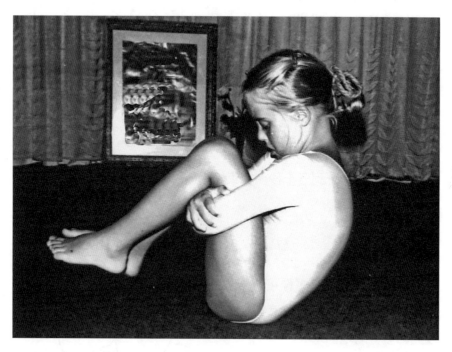

◆警語：由於滾背式會彎曲頸椎，所以寰樞關節不穩定②的孩子不宜。
一至二成的唐寶寶受到這種骨科問題的影響，請和醫生確認孩子沒有
這種症狀。

**效益**：孩子們很愛滾背式。滾背式溫和的翻滾動作，有助減輕脊
椎受到的壓迫、舒緩下背部的肌肉緊繃，並強化中樞神經系統。

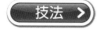 技法 ＞

一、雙腳併攏躺平。

②寰樞關節不穩定（atlanto-axial instability）是寰椎（atlas）與樞椎（axis）之間的關節
容易滑動的疾病。寰椎與樞椎為頭蓋骨底部的兩節頸椎。

二、雙腳膝蓋彎曲，手臂環抱大腿。依個人喜
　　好，一手抓住另一手的手腕，或兩手各抓
　　住兩邊大腿的後側。

三、往後滾到上背部著地。接著往
　　前滾，回到坐姿，雙腳腳底
　　板觸地。你可以藉由伸腿來
　　讓自己往後滾，再藉由屈膝來讓自己往
　　前滾。前前後後滾動，藉由伸腿和屈膝
　　交替動作來驅動。

四、持續滾動二十到三十秒。結束練習時，滾回來坐起。

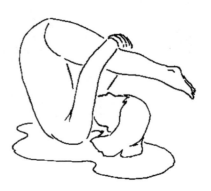

## 進階變化式：

　　熟練滾背式之後，你可以增加
滾動的範圍，方法是往後滾到雙腳觸
及頭部後方的地面。

練習
**12**

## 坐姿嬰兒式

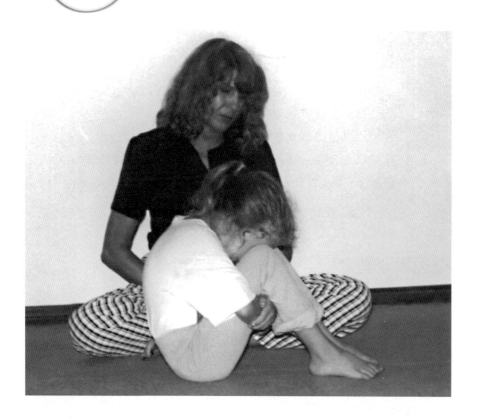

**效益**：對快速的滾背式動作來說，這個休息的姿勢是理想的互補
方式。

技法 >

一、膝蓋彎曲，腳底板在地上踩平，以此保持坐姿。

二、雙臂環抱雙腳小腿，把膝蓋朝胸部拉過去。雙
　　腳膝蓋併攏，雙腳腳跟靠近臀部。

三、頭部往前垂下去，直到觸及膝蓋。

四、放鬆，停在這個姿勢五到十五秒。

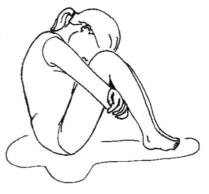

# 從俯臥姿③開始的練習

小叮嚀

開始這部分的瑜伽療程之前，先以下述放鬆姿勢休息一下是個好主意：

一、趴下，雙腿舒服地分開。

二、將你的頭轉向一側，雙手手臂放在離身體約十五至三十公分的地方，掌心向上。

三、以這個姿勢放鬆十到十五秒。

你可以在做每一個後彎體位法之前先做這個放鬆動作。為免頸部扭傷，每次做這個動作時，請將你的頭轉往相反的方向。

## ❖後彎姿勢

練習 **13**　半蛇式　**Arddha Bhujangāsana**

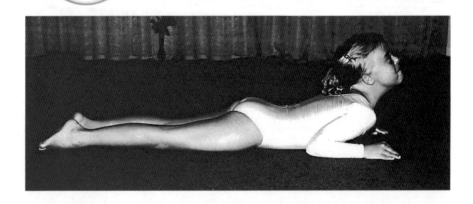

◆警語：孩子如有脊椎前彎（lordosis）或任何一種下背部的問題，請勿嘗試這套練習的進階變化式。參見第二四一頁，將姿勢改善到手臂呈九十度角。

③俯臥：面朝下趴著。

效益：這套體位法伸展人體前側的肌肉，有助舒緩腹腔神經叢及下背部的緊繃。它能擴胸、鍛練心肺及腦神經、強化上背部及頸部肌肉。它也有助於矯正脊椎、舒緩便祕及脹氣。唯有在熟練進階變化式一之後，才能繼續進行到進階變化式二。

技法 ▸

一、保持俯臥姿，雙腿併攏，手掌置於肩膀下方的地上，手指指向前方。

二、抬頭，頸部拉長，讓下巴靠在地上。

三、吸氣，上半身離地抬起，從頭部開始，接著是肩膀和胸部。你可以藉由將手臂伸直來達成這個動作，不過不要將手臂完全打直。

四、停在這個姿勢五到二十秒。

小叮嚀

練習過程中，髖部從頭到尾保持著地。

## 進階變化式一：

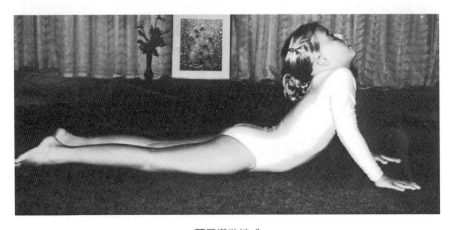

蘿貝塔做蛇式

一、依前述方式做蛇式。

二、上半身離地抬起時將手臂完全打直。兩邊肩膀垂下，
　　以伸展頸部兩側。

三、停在這個姿勢五到二十秒。

小叮嚀

　　練習過程中，髖部從頭到尾保持著地。

## 進階變化式二：

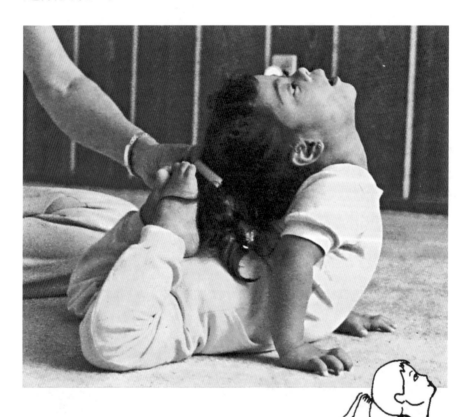

一、依變化式一所述做蛇式。

二、雙腳膝蓋彎曲。繼續做彎曲的動作，
　　直到雙腳腳底觸及你的後腦勺。

三、停在這個姿勢五到二十秒。

242

練習 14

# 蝗蟲式 * ④ Arddha Salabhäsana

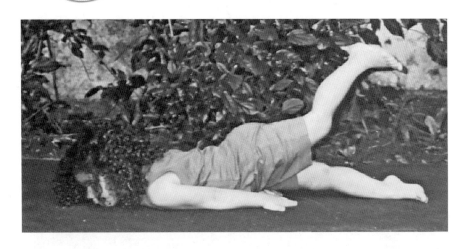

**效益**：這套體位法強化下背部和臀部的肌肉，伸展腹肌，並鍛鍊腹部的臟器和腺體。

## 半蝗蟲式

一、雙腳併攏，手臂貼著身體，掌心向下。

二、把兩隻手都塞到身體底下，雙手平放在大腿下方的地上。

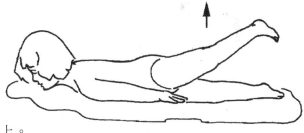

三、抬頭，頸部拉長，讓下巴靠在地上。

四、吸氣，左腳離地抬起，盡可能把腳打直。確保下巴和髖部保持著地。

五、停在這個姿勢五到十秒，接著鬆開。

六、換右腳重複。

---

④以「＊」字號註記的活動，孩子可能需要你的持續協助，直到他能靠自己做到為止。

## 全蝗蟲式

一、重複半蝗蟲式的步驟一到三。

二、吸氣，雙腳離地抬起，盡
　　可能把腳打直。

三、停在這個姿勢三到六秒。

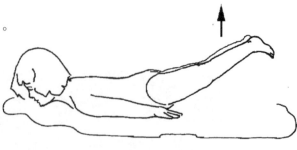

## 進階變化式：

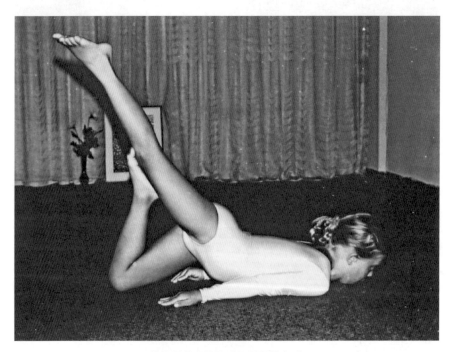

蘿貝塔做半蝗蟲式的進階變化式

一、擺出蝗蟲式的姿勢，右腳離
　　地抬起。

二、右腳再抬得更高一點。左膝彎
　　曲，左腳腳底板置於右膝下方。

三、保持這個姿勢五到十秒，
　　接著鬆開。

四、換腳重複。

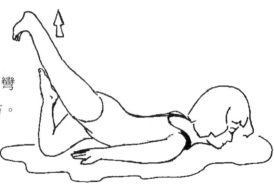

練習
15

弓式 ＊ **Dhanuräsana**

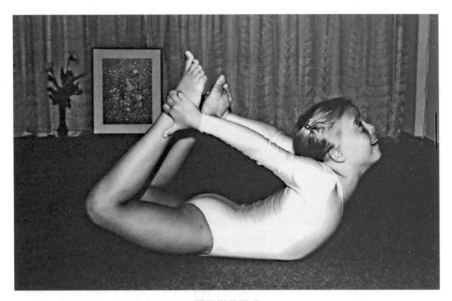

蘿貝塔做弓式

◆**警語**：孩子如有脊椎前彎或任何一種下背部的問題，請不要進行這套練習。

**效益**：這套體位法伸展大腿肌肉，並讓蛇式及蝗蟲式所有的好處加倍。此外，弓式能減少腹部脂肪、刺激胰臟，並增加大腸的蠕動。

技法 ＞

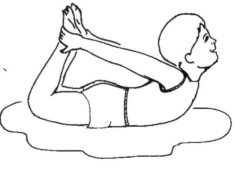

一、雙腿膝蓋彎曲，額頭著地。

二、抓住腳踝。吸氣，背部往後彎，頭、胸、大腿離地抬起。

三、保持這個姿勢五到二十秒。

練習 **16**　嬰兒式 **Balāsana**

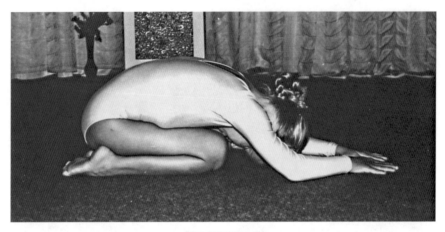

蘿貝塔做嬰兒式

　　**效益**：雖然技術上來講不是一個後彎的體位法，但嬰兒式還是囊括在這個單元，因為相對於前三種練習，它是很好的一個反向補充姿勢。這套體位法形成溫和的前彎伸展效果，有拉長脊椎的作用，並能減輕椎間盤的壓力，尤其是在下背部。如同抱膝屈腿式，它有助舒緩腹痛、脹氣和其他腸道問題。

技法 >

一、從俯臥姿開始，以雙手雙膝
　　作為支撐，把身體弓起來。

二、往後坐在你的腳跟上。慢慢把
　　胸部壓低，朝你的大腿靠過去，額頭下來到地面。

三、將你的雙手和前臂放在地上，或者放在你面前，或者貼著你的
　　身體而放，端看你覺得哪個姿勢比較舒服。

四、放鬆，保持這個姿勢十到十五秒。

五、結束嬰兒式時，把你的上半身抬高，抬到你坐起來為止，屁股
　　坐在雙腳上面。

# 從站姿開始的練習

練習 **17** 站姿前彎式

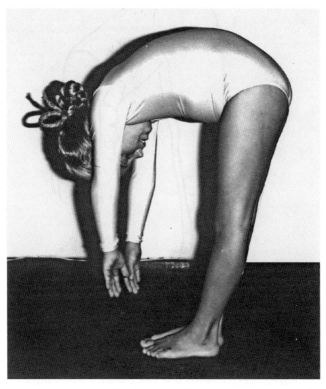

蘿貝塔練習站姿前彎式

**效益**：類似前彎式（練習七），這套體位法利用重力伸展人體後側的肌肉群，並將脊柱拉長。它為頭部帶來新鮮的血液，並強化中樞神經系統。它也有助於舒緩頸部、肩膀和背部的緊繃。

**技法 ▶**

一、採取跪坐的姿勢，臀部靠在腳跟上。雙手放在雙腿兩邊的地上。

二、把腳底板豎起來，腳趾勾起來踩在下面。

三、雙手撐在地上，雙腳伸直。雙腳伸直的時候，讓重力把你的頭部和手臂往下拉。

四、保持這個姿勢十到十五秒，過程中讓你的軀幹、頸部和頭部放鬆。

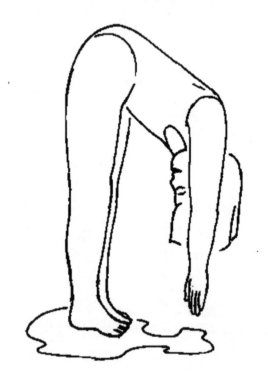

## 練習 18　站姿抱膝屈腿式 *

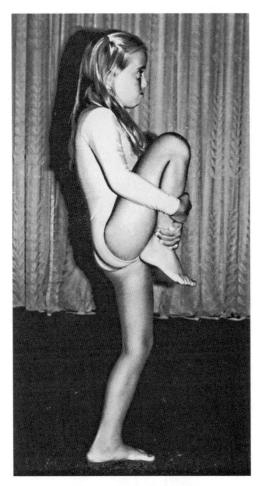

蘿貝塔示範站姿抱膝屈腿式

**效益**：這套體位法鍛鍊上半身和腿部的力量，並改善平衡感與專注力。

技法 ▶

一、雙腳併攏站直。掌心在胸口合十。放鬆，感受身體的重量均分到雙腳。

二、手放下來，右腳離地抬起，膝蓋彎曲。

三、用雙手或兩隻手臂抱住右膝，把膝蓋往你的胸部拉。

四、保持平衡，停在這個姿勢五到十五秒。

五、換腳重複。

小叮嚀　　當你停在這個姿勢的時候，如果把目光集中在前面的一個點上，可以幫助你保持平衡。

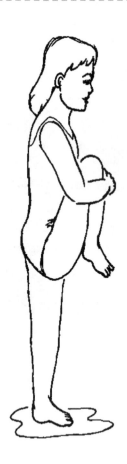

練習
19

## 三角式 * Trikonāsana

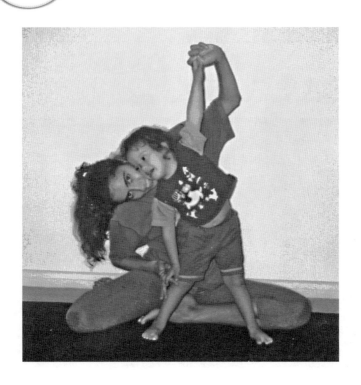

**效益**：三角式伸展並鍛鍊位於脊椎兩側的背側肌群。它能改善脊椎與髖部的靈活度、伸展並強化腿部，也有助消除腹部脂肪。這個姿勢亦能強化消化器官、中樞神經系統及腎上腺。一旦能夠舒服地做到三角式，你就可以進行到進階變化式。

**技法**

一、雙腳分開三十至九十公分站立。

二、吸氣，兩隻手臂分別往兩側張開。

三、呼氣，把軀幹彎向右邊。把你的右手往下伸向右腳。過程中雙腳保持打直。

四、停在這個姿勢五到十五秒。

五、鬆開，換左邊重複三角式。

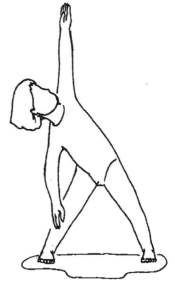

小叮嚀

　　這是一個往側邊彎下去的姿勢，而不是扭轉的姿勢。在做這整套體位法的過程中，請設法保持身體面向前方。

## 進階變化式：

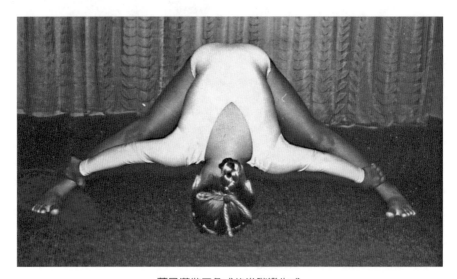

蘿貝塔做三角式的進階變化式

一、重複三角式的步驟一和二。

二、雙腳保持打直，上半身往前彎，雙手著地。放鬆，讓重力將你的上半身和頭部朝地面拉下去。

三、停在這個姿勢五到十秒。

小叮嚀

　　三角進階變化式的目標是要讓頭部碰到地面。為了增加這個姿勢的伸展度，請抓住你的雙腳腳踝，把你的軀幹朝地面降下去。練習過程中，記得保持雙腳打直，並放鬆背部、頸部和頭部的肌肉。

## 拜日式 ✱ Soorya Namaskaram

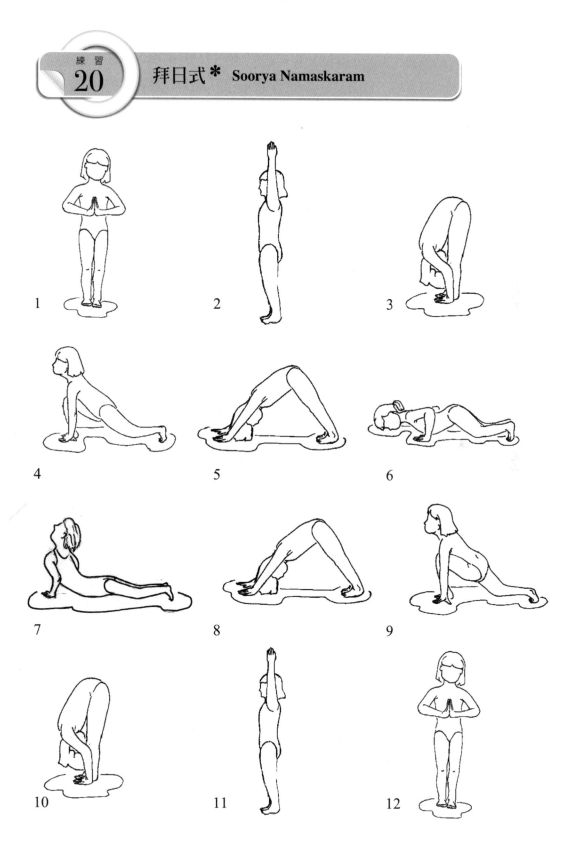

**效益**：傳統上，拜日式是在一早旭日初升時練習。它可以獨立出來，就當成一個濃縮版的例行瑜伽練習，也可以和其他體位法一起，排進你每天的瑜伽練習表中。這套練習包含十二個體位法，按照順序優雅而流暢地進行。這十二個姿勢當中的每一個，都會伸展並鍛鍊到人體某一特定部位。每一個連貫的姿勢會輪流以吸氣和呼氣交替的方式，達到擴胸或縮胸的效果。拜日式對整體神經系統而言都有益處。它能增加靈活度與肺活量、舒緩消化問題，並強化人體所有肌肉。

小叮嚀

等到熟練拜日式之後，再把有關呼吸的指示涵蓋進去。練習過程中，小心不要用力過猛。請自由根據本身的體力與能耐，調整速度和重複的次數。

技法 >

**姿勢一**

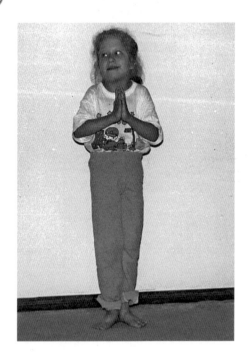

從直立站姿開始，雙腳併攏，掌心在胸前輕輕合十。呼氣。

姿勢二

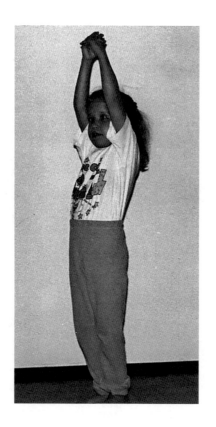

　　吸氣，伸直手臂，將雙手高舉過頭。雙手保持合在一起，手臂與耳朵呈一直線。往上伸展。

◆警語：為免受傷，在姿勢二不要讓孩子往後彎。

## 姿勢三

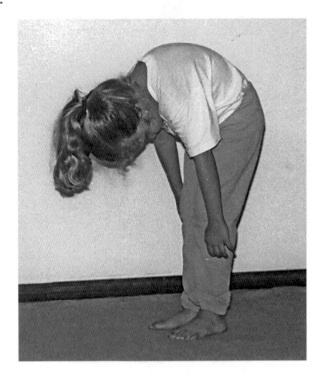

　　呼氣，上半身往前彎。雙腳保持打直，手臂伸直與耳朵呈一直線，雙手朝地面伸過去。將手掌按在雙腳兩側的地面上。

小叮嚀

　　一開始，你可能需要屈膝才能把手按在地上。停在這個姿勢時，軀幹、頸部和頭部保持放鬆。

## 姿勢四

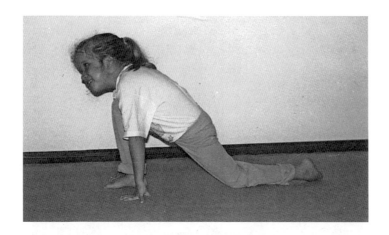

吸氣，右膝彎曲，左腳往後伸，左腳腳趾和前掌踩在地上。左膝彎曲，讓膝蓋靠著地面。你的右腳應該位於雙手之間，右膝碰到你的胸部。抬頭往上看。

## 姿勢五

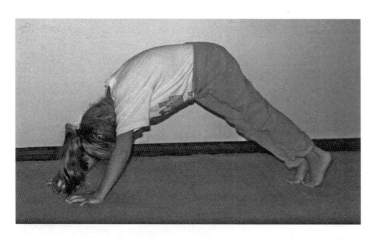

呼氣，右腳往後伸，與左腳一致。雙手雙腳打直，讓你的身體呈現倒過來的V字形。眼睛看著在後面的腳。

 停在這個姿勢時，把腳跟輕輕朝地面壓可加強伸展效果。

## 姿勢六

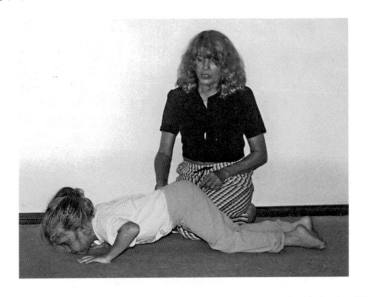

吸氣，膝蓋下來到地面。呼氣，胸部和下巴下來到地面。髖部保持離地數公分。

## 姿勢七

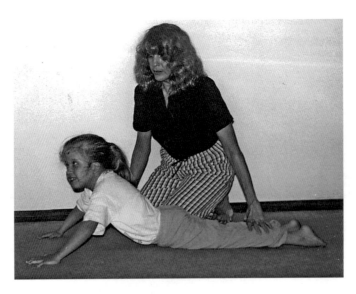

吸氣，髖部下來到地面。雙手放在兩邊肩膀下方的地上，把身體推起來成蛇式。手肘不要完全打直。

## 姿勢八

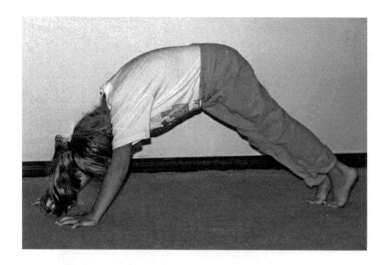

呼氣，臀部抬高，呈現倒「V」形（同姿勢五）。

## 姿勢九

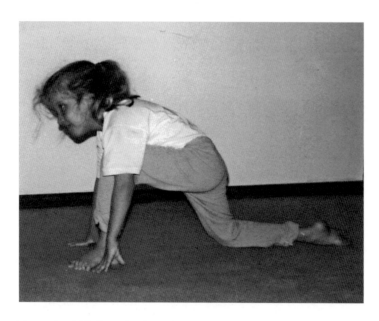

吸氣，左膝彎曲，左腳向前，踩在雙手之間的地上。右腳保持在你的身後伸直。彎曲右膝，讓右膝靠在地上。胸部壓低，直到觸及左膝。抬頭往上看。

## 姿勢十

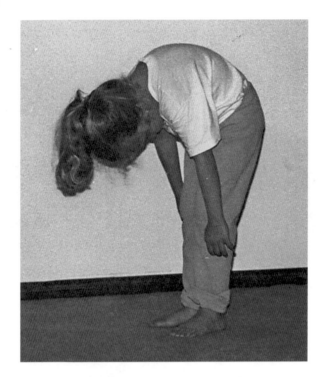

　　呼氣，右腳向前，踩在左腳旁邊。雙腳伸直。放鬆，讓你的頭部和手臂朝地板垂下來。

姿勢十一

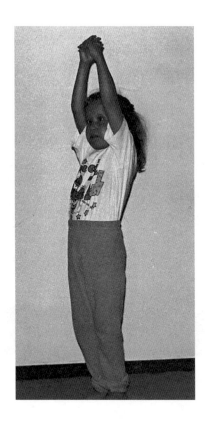

吸氣，上半身抬起，雙臂保持貼耳。向上伸展（同姿勢二）。

◆警語：為免受傷，在姿勢十一不要讓孩子往後彎。

姿勢十二

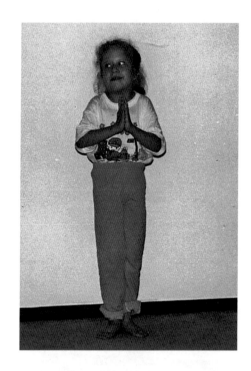

呼氣，雙手放下，手掌在胸前合十（同姿勢一）。

小叮嚀

　　完成一輪的拜日式之後，將雙腳分開三十至六十公分。手臂在身體兩側垂下，在開始第二輪之前先深呼吸一、兩次。先從練習一輪的拜日式開始，漸次增加，最多重複三輪。最後一輪結束時，雙腳分開三十至六十公分站立。手臂向右甩，接著再向左甩。甩手時身體放鬆，讓手臂的動力將你的軀幹往同一個方向扭轉。持續甩手十至二十秒。

# 倒立式

小叮嚀

練習倒立式時，或者選擇肩立式（以及補充的魚式），或者選擇頭立式。在每一次的練習當中，你可以交替採取這兩種姿勢。

練習
**21**

## 肩立式 ✱ **Sarvangāsana**

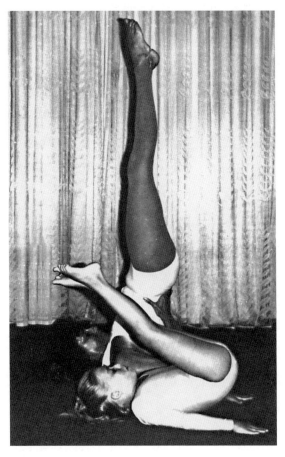

蘿貝塔與母親一起練習，嘗試做不用雙手支撐的肩立式。

◆**警語**：如果孩子在接受藥物治療，請向藥師或醫生確認讓孩子做倒立動作安全無虞。如果孩子有癲癇或心臟問題，那麼你要先聯絡能夠執行本書教法的合格瑜伽老師。瑜伽老師會評估孩子的需求，並諮詢孩子的醫生，為孩子規劃一套安全的瑜伽課程。此外，由於肩立式會彎曲頸椎，所以寰樞關節不穩定 ⑤ 的孩子不宜，請和醫生確認孩子沒有這種疾病。

**效益**：肩立式又被稱為「體位法之后」，是幾乎所有例行的瑜伽練習中必備的兩種倒立式之一。如同頭立式，肩立式將重力反轉過來，改變全身血液和淋巴液 ⑥ 的流向。腿部滯塞的血液因此流動起來，腦部和上半身的內分泌腺則充滿富含氧氣的新鮮血液。這個姿勢有助消化和排泄，並能舒緩氣喘、咽喉和泌尿問題。它也能鍛鍊內臟器官，降低疝氣和靜脈曲張的風險。

頭立式對腦下垂體和松果腺有更大的益處，肩立式的好處則集中在調節人體新陳代謝的甲狀腺和副甲狀腺。這套體位法伸展與頸椎相連的肌肉和韌帶，並強化肩膀、手臂和背部的肌肉。

**技法 >**

一、躺平，手臂置於身側，掌心向下。

二、雙腳伸直抬高呈九十度角。

三、以手臂為槓桿，將你的整個背部離地抬起。手肘彎曲，手掌撐住背部中間脊椎兩側。

四、用雙手支撐背部中間，調整你的姿勢，讓全身從肩膀到雙腳呈一直線。此時，只有你的頭部、頸部、肩膀和上臂會觸及地面。

---

⑤寰樞關節不穩定（atlanto-axial instability）是寰椎（atlas）與樞椎（axis）之間的關節容易滑動的疾病。寰椎與樞椎為頭蓋骨底部的兩節頸椎。

⑥淋巴液：一種清澈的黃色液體，類似血漿，含有白血球，來自人體組織，透過淋巴管運送到血液當中。

五、保持這個姿勢三十到六十秒。

六、結束姿勢，慢慢將背部放回地面。以甚至更慢的速度將伸直的雙
　　腳放下，直到雙腳也回到地上。

> **小叮嚀**　　將伸直的雙腳放回地面時，如果覺得很困難，不妨彎曲膝
> 蓋，讓這個動作更容易做到。

## 變化式：

　　一旦能夠很舒服地做到肩立式，當你停在這個姿勢時，就可以再
多加幾種變化式。這些變化式伸展並強化雙腿、背部和頸部，增加髖
關節的活動度，改善平衡感及對身體的覺知。從「變化式一」開始，
習慣之後再依序增加變化式二和三。

### 變化式一：開腿

一、從肩立式開始，雙腳分開，直到呈現寬「V」形。

二、把雙腳重新合起來。

三、重複一到三次。

### 變化式二：抬腿

一、雙腳保持打直，右腳下來到你頭部後方的地上。

二、右腳回到垂直的位置。

三、換左腳做相同的動作。

四、重複一到三次。

### 變化式三：犁式

一、讓伸直的雙腳慢慢下來到你頭部後方的地上。

二、停住十到十五秒，再讓雙腳回到垂直的位置。

> **小叮嚀**　　在犁式當中，把雙腳放下來時，小心不要扭到頸部或上背部。

## 練習 22　魚式 Matsyāsana

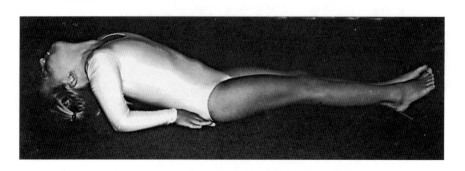

◆**警語**：由於魚式會彎曲頸椎，所以寰樞關節不穩定的孩子不宜。請和
　　醫生確認孩子沒有這種疾病。

　　**效益**：傳統上，這套體位法是與肩立式相對的姿勢，能打開頸部
和胸部在倒立式當中受到壓迫的區域。緊接在肩立式後面練習魚式，
有助舒緩頸部和肩膀的僵硬。它能補充肩立式對神經系統和上半身內
分泌腺的益處，尤其有益於甲狀腺。

### 技法 ▶

一、雙腳併攏，雙臂置於身體兩側。

二、雙手手肘向下壓，將你的頭部和背部離地抬起。

三、將你的後頸拱起，直到你的頭頂觸及地面。

四、深呼吸，保持這個姿勢十至二十秒。

五、雙手手肘向下壓，把頭抬
　　起來，背部和頭部慢
　　慢放回地面，解除
　　這個姿勢。

# 頭立式 \* Sirshäsana

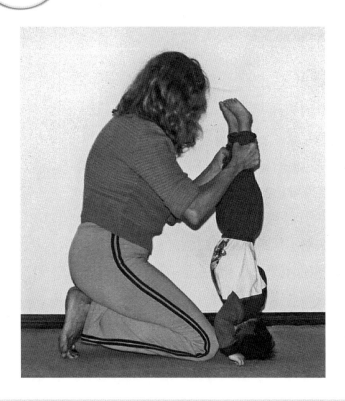

◆警語：如果孩子在接受藥物治療，請向藥師或醫生確認讓孩子做倒立
動作安全無虞。如果孩子有癲癇或心臟問題，那麼你要先聯絡能夠執
行本書教法的合格瑜伽老師。瑜伽老師會評估孩子的需求，並諮詢孩
子的醫生，為孩子規劃一套安全的瑜伽課程。

**效益**：頭立式藉由將重力反轉過來，改變全身血液和淋巴液的流
向。腿部滯塞的血液因此流動起來，腦部和上半身的內分泌腺則充滿
富含氧氣的新鮮血液。這個姿勢不止有益於全身的神經系統，也有益
於透過神經與腦部相連的感覺器官。科學實驗已經證明頭立式能改善
記性與智力。

這個姿勢也有助消化和排泄功能，並能舒緩泌尿系統問題、鍛鍊內臟、降低疝氣和靜脈曲張的風險。有這些好處加起來，規律練習此一體位法的學生就會覺得整個人都很舒暢。在瑜伽的語彙裡，頭立式又被稱為「體位法之王」。

## 技法 ＞

一、讓孩子躺著。

二、坐或跪在孩子頭部上側。

三、伸手越過他的身體，從足踝上方抓住他的小腿。

四、把他的雙腳抬離地面。

五、持續往上抬，慢慢將他的身體拉到垂直對齊的姿勢，他的頭頂輕觸地面。設法保持頭部和地面的接觸，這能讓他有個支點而比較有安全感。

六、現在，孩子應該是完全倒過來面對你。觀察他的臉部，看看他倒立過來是否舒適而愉快。如果你注意到一絲不適的跡象，就立刻帶他結束這個姿勢。

七、一開始先保持頭立式五秒鐘，之後逐漸增加到最長一分鐘。

八、帶他結束這個姿勢時，用你的一隻手抓住他的雙腿，用你的另一隻手拖住他的後頸。放下他的雙腿時，輕輕讓他的頭朝你移動過去。

## 變化式：

依孩子的體型而定，你可能會覺得站著協助他做這個動作比較容易（見附圖）。

小叮嚀

做完頭立式之後，務必讓孩子躺著休息至少一分鐘，他全身的血壓才會平均。如果太快將他的頭抬起來，可能會導致他頭暈。

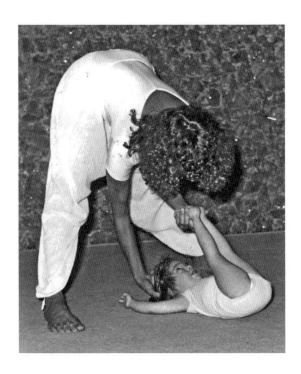

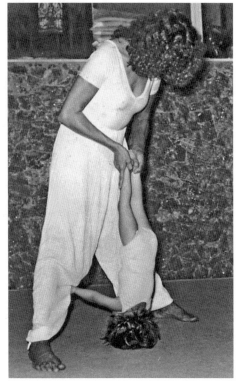

## 進階變化式：

◆**警語**：由於頭立式的進階變化式會對頸椎施加壓力，所以寰樞關節不穩定的孩子不宜。在開始這套練習之前，請和醫生確認孩子沒有這種疾病。針對額外的注意事項，請參閱本練習開頭的警語。

**技法 ▶**

一、面壁而坐，或坐在一個沒有家具的角落。調整你的姿勢，將雙腳坐在臀部底下，膝蓋距離牆壁三十至六十公分。

二、雙手前臂置於地面，手部離牆壁十五至三十公分。十指交扣，手肘打開，與肩同寬。

三、頭頂觸地，用你的手掌支撐頭部後側。

四、雙腳打直到足以讓軀幹來到垂直的位置。

五、很慢很慢地將你的重量交給牆壁。這麼做的時候，你的雙腳會自然而然離地抬起。

六、一點一點將你的腳抬起，直到整個身體與地面垂直，足跟靠著牆壁。

七、停在這個姿勢五到二十秒。

八、慢慢將雙腳放回地面，結束這個姿勢。

九、以嬰兒式放鬆十到二十秒。

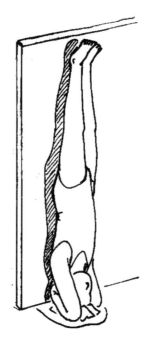
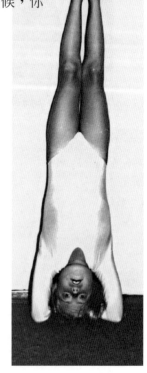

# 瑜伽課的結尾

練習
24
## 大休息或深度放鬆 Savāsana

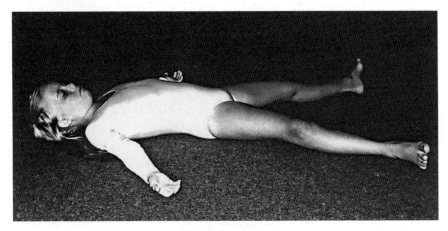

蘿貝塔做大休息式

**效益**：從瑜伽課開始大約已經過了三十分鐘，過程中孩子身體的許多部位都獲得了伸展與鍛鍊。為了吸收這些動作與姿勢的效益，現在是讓他休息的時候了。在瑜伽的領域，這種吸收作用是透過深度放鬆來達成。深度放鬆時，釋放肌肉和神經累積的緊繃，恢復到一種平靜而專注的狀態。神經系統獲得強化，整體健康獲得改善。有鑑於此，我建議你在孩子的瑜伽例行練習中，把深度放鬆當成必備的一部分。

**技法 >**

練習深度放鬆時，孩子要盡可能保持舒適及靜止不動。盡量不要突然做任何可能分散他注意力的動作，打斷他正在進行的內在療癒過程。如果你想說話，請以輕柔的語氣小聲說。

孩子剛完成頭立式，此時應該躺著休息。將房間的燈光調暗，放

一張卡帶或CD，音樂要輕鬆舒緩，讓人能夠靜下來。如果房間好像會冷或透風，就為他蓋一條毯子。坐在他腳邊，讓他雙腳分開十五至三十公分的距離。同時按摩他的雙腳，以此開始放鬆的過程。用你的拇指輕輕按摩他的腳底，接著用其他手指按摩他的腳背。按摩過程中，讓他的雙腿保持在地面。

依孩子的狀況而異，你或許想在整個放鬆過程中持續按摩他的腳，又或者按摩幾分鐘後你就想停下來。如果你從雙腳按摩到頭部，沿途說出身體的每個部位，有些孩子會有正面的反應。這種口語溝通有助於開發對身體的覺知。有些孩子則比較喜歡後頸、臉部或頭頂受到按摩。如果孩子躺在地上很難放鬆，你可以試試把他抱在懷裡。有時這種親密的肢體接觸有助於讓他放鬆下來。

放鬆過程的安排可依據你對孩子需求的觀察自由發揮。保持正面、相信直覺、懷著憐惜與疼愛，你會找到讓他放鬆下來最好的辦法。如果他睡著了也別擔心，他還是會繼續吸收深度放鬆的效益。大約十分鐘過後，透過唱誦或輕觸他腳底，將他從深度放鬆中喚醒。如果你願意，可用幾句鼓勵的話語、幾個擁抱和親吻，結束這堂瑜伽課程。

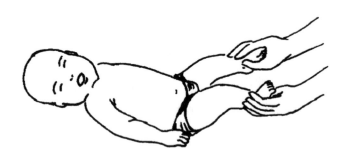

## 模仿階段要點提醒

● 包括深度放鬆在內，一整堂瑜伽課應該持續三十五至四十分鐘。

● 為了保持孩子的興致，你可能會發現偶爾改變例行瑜伽練習的順序有所幫助。

● 孩子應該在身體挺起或後彎時吸氣，並在身體垂下或前彎時呼氣。停在某一個姿勢時則應正常呼吸。當你看到他呼吸方式不恰當時，請溫和地糾正他。他會及時學會自然的呼吸模式。

● 在各個練習之間，要記得為孩子留放鬆的時間，為下一個練習做準備。

● 切記孩子的熱中程度和精神狀況時而會有高低起伏。要對這些改變保持敏銳，據以調整你們的瑜伽練習。

● **如果孩子有癲癇、心臟或脊椎的問題，又或者最近生過病、動過手術，請不要在沒有專業指導的情況下貿然投入瑜伽療法。** 你需要聯絡能夠執行本書教法的合格瑜伽老師。瑜伽老師會評估孩子的需求，並諮詢孩子的醫生，為孩子規劃一套安全的瑜伽課程。

● 口語和語言技能的發展需要口語／語言治療師的協助。瑜伽有助改善呼吸，從而輔助治療師的工作。

● 持之以恆。長期來說，每天練習一點瑜伽比每隔一陣子練很多瑜伽有效得多。

# 模仿階段瑜伽練習表

一旦嫻熟模仿階段的練習之後，你可以參照下頁的簡易對照表，循序完成孩子的例行瑜伽練習。

# 模仿階段練習

| 1 音樂與聲音治療 | 2 呼吸法 | 3 眼睛運動 | 4 脊椎扭轉式 |
|---|---|---|---|
| 三到五分鐘 | 五到六分鐘 | 一到兩分鐘 | 兩邊各五到十五秒 |
| 5 瑜伽身印式 | 6 頭碰膝蓋式 | 7 前彎式（雙腳併攏） | 8 前彎式（雙腳分開） |
| 十到二十秒 | 兩邊各十五到三十秒 | 十五到三十秒 | 兩邊各十五到二十五秒 |
| 9 抱膝屈腿式 | 10 瑜伽睡眠式 | 11 滾背式 | 12 坐姿嬰兒式 |
| 兩邊各五到十五秒 | 五到十五秒 | 二十到三十秒 | 五到十五秒 |
| 13 蛇式 | 14 蝗蟲式＊ | 15 弓式＊ | 16 嬰兒式 |
| 五到二十秒 | 兩邊各五到十秒 | 五到二十秒 | 十到十五秒 |

| 17 | 18 | 19 | 20 |
|---|---|---|---|
| 站姿前彎式 | 站姿抱膝屈腿式＊ | 三角式＊ | 拜日式＊ |
| 十到十五秒 | 兩邊各五到十五秒 | 兩邊各五到十五秒 | 重複一到三次 |
| 21 | 22 | 23 | 24 |
| 肩立式＊ | 魚式 | 頭立式＊ | 大休息或深度放鬆 |
| 三十到六十秒 | 十到二十秒 | 五到六十秒 | 七到十分鐘 |

**時間總計：約三十五到四十分鐘**

＊以「＊」字號註記的練習，孩子可能需要持續的協助，直到他能自己獨立完成爲止。

# 9 團體班教學（三歲以上）

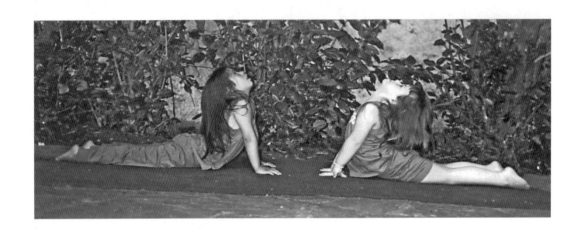

　　瑜伽團體班為孩子提供獨特的機會發展重要的社交技能。由於孩子們喜歡彼此互動，所以大家一起練習也是一個絕佳的作法，可以增進他們對瑜伽的興趣。班上包含各種不同障礙的孩子，也包含沒有特殊需求的孩子。每個兒童班一週上課兩次，每堂課為時約四十五分鐘。

　　典型的兒童班依據模仿階段課程的基本內容大綱來上課。課程從唱誦或誦念治療開始，接著是呼吸法、眼睛運動、體位法和深度放鬆。有時我們會變化課程的結構，以維持學生的興趣。其中一個作法是從呼吸法開始課程，最後再以唱誦和誦念治療結束。另一個選項是從眼睛運動開始，以呼吸法和唱誦及誦念治療作結。

　　課程中的體位法部分包含以下內容：（一）拜日式（二）前彎姿勢（三）後彎姿勢（四）扭轉式（五）強化姿勢（六）側彎姿勢（七）平衡姿勢（八）倒立式。依學生的需求而定，老師在每堂課上可能改變這些體位法的順序。然而，我發現以其中一種倒立式來結束課堂上的體位法部分很有幫助，因為倒立的姿勢自然而然就能進入到

深度放鬆。在指導兒童瑜伽班時，你可以參見本章二八一頁表格的細節。

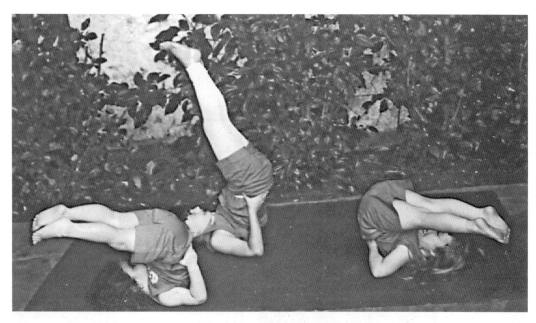

學生練習肩立式

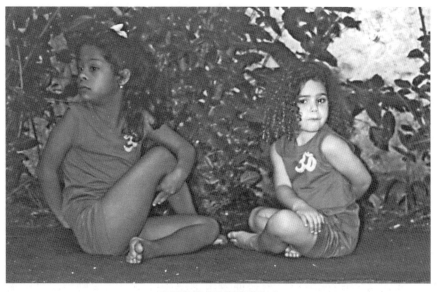

脊椎扭轉式的兩種變化式

　　我發現孩子在享受學習經驗時對瑜伽的接受度較高，而這是老師隨性發揮、富有創意自然產生的結果。在你和學生開心練瑜伽的同時，你應該要竭盡全力對他們的個別需求與能力保持最敏銳的覺察。為能好好上課，你要很小心，但不要過於戒慎惶恐；要很注意，但又很放鬆；掌握情況，但不要成了控制狂。隨著經驗的累積，你將能發展出一套最適合你的教學風格，並且精益求精。

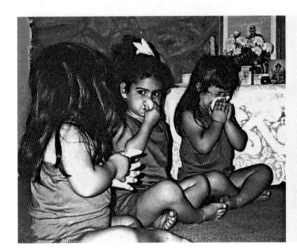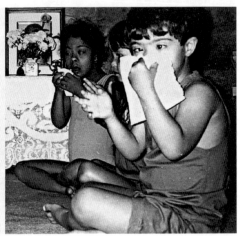

學生練習廓清式呼吸法

　　以下是幾個我在兒童瑜伽班上用來讓課程更好玩有趣的技巧：

## 小老師制度

　　一個月一次，請你的一位學生帶領全班。讓孩子坐在前面老師通常會坐的地方，你待在教室後面，在小老師指導全班時隨時提供協助。再或者，你也可以把例行的瑜伽課程分成幾個部分，各個部分安排不同的學生來教全班同學。

## 動態放鬆

　　接下來的這個練習，可以偶爾用來替代瑜伽課結尾標準的深度放鬆。以下是你可以給學生的指示之一例：

站起來，雙腳分開約兩個手掌寬。閉上眼睛，感覺雙腳接觸地面（看個人意願，你可以用方巾蒙住學生的眼睛；這麼做有助於防範偷看）。彎曲膝蓋再伸直，雙腳完全放鬆。放鬆臀部、腹部、胸部、肩膀和手臂。現在，注意你的呼吸。輕輕將一手按在胸口，感受自己的心跳。把手放回身側，繼續專注在心跳上，感受那平靜而規律的節奏。輕輕轉動頭部，先順時鐘轉，再逆時鐘轉。現在，放鬆你的頸部和臉部。

眼睛保持閉上，開始慢慢繞著房間走。移動時盡量保持對身體的覺知。如果你和同學擦身而過，只要對你們的接觸有所覺察，繼續前進即可。如果你不想走，而想實驗看看瑜伽姿勢，也可以嘗試閉著眼睛練習體位法。又或者，看個人喜好，你也可以試試自己獨舞。不管你做什麼動作，都要從容不迫地慢慢來。如果在跳舞時擦撞到別人，你們倆可以試著一起跳舞，眼睛還是保持閉上。

進行這個練習五到十分鐘之後，請學生在他們所站的同一個位置上靜靜坐下。請他們慢慢睜開雙眼，四處看看。讓每位學生分享自己對動態放鬆的體驗。

## 體位法繪圖練習

最後的這一項技巧是孩子們的最愛之一，可以用來替代平常課堂上的體位法部分，並需要用到黑板。從說故事開始，故事主角是一個熱愛瑜伽的男孩或女孩。我的主人翁名叫喬安‧波林哈（João Bolinha），以巴西的一個同名卡通人物爲藍本。喬安是用網球做成的，有一副相當靈活的身軀。然而，他最大的好處是他很好畫。每當我敘述喬安‧波林哈的歷險記時，他總是在表演各式各樣精彩的體位法。

　　說完故事之後，請一位學生出列到前面。在黑板上畫一個體位法，並問你的學生：「你知道喬安‧波林哈在做的是什麼體位法嗎？你覺得你可以做出像他一樣的體位法嗎？」讓這位學生在全班面前做這個體位法。一個接一個請每位學生出列，從你的故事中挑一個不同的體位法來做。對於開發專注力和對身體的覺知而言，這是一種絕佳的技巧。

## 團體班階段要點提醒

- 包括深度放鬆在內，一整堂瑜伽課應該持續四十五至五十分鐘。
- 依學生人數而定，你可能想將他們分成兩個兒童班，一班是三歲到七歲，一班是八歲到十二歲。年齡較長的學生可以在一般的成人班上課。
- 試著平均分配時間給每位學生。在某些情況中或許不可能做到，但務必盡力避免任何一位學生占據比其他學生多的時間。
- 在教不同障礙類型的兒童練瑜伽時，你可以採取以下的一般指導原則：

  一、孩子如果肌肉張力低下，就採行更多的肌肉強化練習，專門針對身體最弱的部位。

  二、孩子如果肌肉張力過高，就採行更多舒展緊繃區域的體位法。

  三、孩子如果過動或容易分心，則在每一套體位法花較少的時間，把較多的時間用在唱誦和呼吸法。有時候，提醒孩子注意或將體位法變成遊戲會有幫助。每個孩子各不相同，所以在這方面的工作上，你需要發揮創意和直覺。

- 針對有志成為特殊兒童瑜伽專業老師的人，我建議至少要符合下列條件：

  一、在政府立案的瑜伽學校成功完成教師訓練課程。

  二、成功完成特殊兒童瑜伽教學資格課程。

# 兒童瑜伽班

| 練習領域 | 練習時間 | 內容描述 |
|---|---|---|
| 音樂與聲音治療 | 五到七分鐘 | 團體唱誦及拍手 |
| 呼吸法 | 五到十分鐘 | 廓清式呼吸法、風箱式呼吸法、鼻孔交替式呼吸法 |
| 眼睛運動 | 一到兩分鐘 | 眼球動作及聚焦練習 |
| 體位法： | | 時間總計：二十到二十五分鐘 |
| 拜日式 | 重複三次 | 連貫的十二套姿勢 |
| 前彎姿勢 | 做全部十套姿勢 | 頭碰膝蓋式、前彎式（雙腳併攏）、前彎式（雙腳分開）、抱膝屈腿式、瑜伽睡眠式、滾背式、瑜伽身印式、站姿前彎式、嬰兒式、坐姿嬰兒式 |
| 後彎姿勢 | 從四套姿勢當中挑選三套 | 蛇式、蝗蟲式、弓式、橋式 |
| 扭轉式 | 二選一 | 仰臥姿脊椎扭轉、坐姿脊椎扭轉 |
| 強化姿勢 | 三選一 | 前彎船式、抬腿、伏地挺身 |
| 側彎姿勢 | 做一種 | 三角式 |
| 平衡姿勢 | 兩種都做 | 大樹式、站姿抱膝屈腿式 |
| 倒立式 | 二選一 | 頭立式、肩立式（後面接著做魚式） |
| 深度放鬆 | 七到十分鐘 | 深度放鬆或動態放鬆 |
| | | 時間總計：四十五到五十分鐘 |

註：以上練習的指示請見第七章及第八章。

# 英文版統籌傑佛瑞・福克小語

　　我要感激下列人士為此計畫付出時間並給予協助：Bookwrights Press 的 Mayapriya Long 協助準備此書第一版的發行、Adriana Maruso 做了最初的翻譯、Helena Mader 為特定翻譯細節與編輯提供協助、Paula Stone 的編輯與研究、Eric Freedman 針對特教領域的編輯與諮商、我哥哥 Ken Volk 的編輯、Prakash Capon 和 Renata Sumar 做的索引、Shanti Wagner 的封面繪圖、Renata Sumar 和 Leonardo Dinix 的內頁插圖、Dhyani Simonini 和 David Steinberg 的插圖校正，此外還有 Paul Forrest、Abhaya Thiele、Lewis Randall、Swami Sarvaananda、Prem Anjali、Jnanam MacIsaac、Philip Mandelkorn、Tome Kergel 在編輯上給予的協助，以及其他許多人好意地出力出時間。

傑佛瑞・福克（Jeffrey Volk）
寫於一九九七年十二月
維吉尼亞州白金漢縣

# 致謝

我們很感激下列兒童的父母,這些孩子出現在本書的照片當中:

Renata Paes Bataglia

Mariana Garcia Botelho

Paula Monique Mendes Braga

Aparecida Cristina Campos

Isabela da Costa

Thomas Fionn Crombie-Angus

Arthur Arabe Lima Fonseca

Isabela Magalhães Giani

Helinho Resende Gomes

Param Johnson

Eloísa Piedade Kilson

Maruício Macagnnan

Henrique Santana Magalhães

Luiza Barroso Marques

Lorena Buval Moreira

Kaique José dos Reis Leão de Oliveira

Thaíza Ude Marques de Oliveira

Delfim Florentino Filadélfia Passos

Sanshray Prasad

Gabriel Rau

Henrique de Souza Ribeiro

Karina Ribeiro

Thiago Ribeiro

Luciana Screener da Silva

Thurston Stish

Mariana Andrade Tolentino

Kenneth Tyler

Danson Mandela Wambua

**特殊兒童瑜伽教學資格課程詳情,請洽——**

【國外】

聯絡方式(電話):(804)969-2668

相關網站:www.specialyoga.com

# 詞彙表

●**體位法**（Asana）：任何可以穩定舒適保持住的姿勢或體態。

●**寰樞關節不穩定**（Atlanto-axial Instability）：一種寰椎與樞椎之間的關節容易滑動的疾病；寰椎與樞椎為頭蓋骨底部的兩節頸椎。

●**注意力缺失症**（Attention Deficit Disorder，簡稱ADD）：此一詞彙用在最主要的人格特質是嚴重的散漫與魯莽，可能有或沒有過動症。孩子往往沒辦法完成計畫、似乎沒在聽人說話、很容易分心，即使只是選定一件事給他做也難以專注。其他思緒、景物或聲音會不斷對他造成干擾，尤其是當他要做的事有難度或沒意思的時候。孩子想都不想就行動，總是動個不停，需要很多的監督，並且有組織時間、事務及個人物品的困難。

●**美景市**（Belo Horizonte）：一座三百萬人口的城市，位於巴西里約熱內盧北方三百英里左右。

●**貓哭症**（Cat's Cry Syndrome／Cri du Chat Syndrome）：第五對染色體有基因缺陷所造成的基因遺傳疾病。以許多病童在啼哭時發出的聲音為名，此一症候群會導致各種不同程度的心智缺陷。

●**中樞神經系統**（Central Nervous System）：大腦和脊髓。神經系統當中主要關係到自主運動和思考過程的部分。

●**腦性麻痺**（Cerebral Palsy）：一個廣義的用語，用來指因為腦部損傷而損害肢體活動功能及控制能力的各種慢性病。

●**光譜療法**（Chromotherapy）：用不同色彩的光線促進人體自然復原過程的一種療法。

●**先天**（congenital）：出生之時或出生之前就有。

●**發紺**（cyanosis）：皮膚呈現青紫色的變色，因血液不當供氧所致。

●**發展**（development）：孩子獲取技巧與能力的成長學習過程。

- **發展障礙**（Developmental Disabilities）：在十八歲之前就有的殘疾或損傷，預計可能延續終生，造成永久性的失能。相關疾病包括廣泛性發展障礙、自閉症、腦性麻痺和心智遲緩。

- **唐氏症**（Down Syndrome）：一種導致輕度至重度心智遲緩及多重先天缺陷的染色體異常。雖然心智遲緩是唐氏症最常見的問題，但病童其實有各種各樣的問題存在。大約四成的唐氏症患者都有心臟缺陷。他們也可能有甲狀腺問題和腸道異常。除了心智遲緩之外，他們可能有視力和聽力的缺陷，以及語言發展的遲緩。有些唐氏症的生理症狀在一出生之後就很明顯，包括外眼角往上斜和肌肉張力缺乏。

- **運動障礙**（Dyskinesia）：不自主動作的通稱。

- **肌張力不全**（Dystonia）：緩慢、有節奏、扭曲的動作。

- **早療**（Early Intervention）：嬰幼兒早期療癒，可將疾病對早期發展遲緩的影響降到最低。

- **蒙古褶**（Epicanthic Fold）：上眼瞼蓋過內眼角的皮褶。

- **伸直**（extension）：四肢或軀幹挺直或伸直，彎曲的相反。

- **彎曲**（flexion）：關節彎折。

- **癱軟**（floppy）：姿勢虛弱、動作無力。

- **基因的**（genetic）：遺傳的。

- **大肌肉運動**（Gross Motor）：牽涉到人體大肌肉群的使用，例如腿肌、臂肌和腹肌。

- **哈達瑜伽**（Hatha Yoga）：瑜伽的身體層面，包括姿勢、呼吸技巧、潔淨法和放鬆練習。

- **半身不遂**（hemiplegic）：身體其中一側癱瘓。

- **頭部控制**（Head Control）：控制頭部動作的能力。

- **高張力**（High Tone）：肌肉緊繃或痙攣。

- **過動**（Hyperactivity）：一種特殊的神經系統障礙，讓人難以控制肌肉活動（肢體行為），結果顯得靜不下來、焦躁不安、活動過度。

● **高張力的**（Hypertonic）：肌肉緊繃或痙攣，High Tone 的形容詞態。

● **敏感度過低**（hyposensitive）：對部分痛覺沒有反應。

● **肌肉張力低下**（hypotonia）：肌肉無力。低張力。

● **智商**（Intelligent Quotient，簡稱 I. Q.）：以專門設計的標準測驗為基礎的認知能力評量法。

● **學習障礙**（Learning Disability）：一種以上的基本心智功能障礙，關係到語言的口語、書寫方面的理解或使用，可能表現為聽、說、讀、寫、思考或運算能力的缺陷。

● **脊椎前彎**（lordosis）：腰椎部位異常向前彎曲。

● **低張力**（Low Tone）：肌肉張力減低。

● **下肢**（Lower Extremities）：雙腿和雙腳。

● **腰部後側**（lumbar）：下背部一帶。

● **主流化**（mainstreaming）：讓障礙兒融入一般學校和幼稚園環境的作法。

● **心智遲緩**（mental retardation）：智能低於正常標準。心智遲緩兒學得比其他孩子慢，但「心智遲緩」本身並不是指一個特定的智力程度。智力程度要到年齡較長時才能判定。

● **小腦症**（microcephaly）：頭部小得異常，伴隨輕度至重度的心智遲緩及其他發展延遲的情形。

● **肌筋膜**（myofascia）：連接肌肉纖維、纖維束和肌肉本身的筋膜。肌筋膜也形成韌帶和肌腱，賦予身體一個體型。

● **肌肉張力**（Muscle Tone）：肌肉對於活動的張力或抗力含量。

● **神經發展治療**（Neurodevelopmental Therapy）：一種專門的療法，專注於鼓勵正常活動模式，消除反射作用及不當姿勢和動作。受到物理治療師、職能治療師及語言治療師的採用。

● **神經運動**（neuromotor）：牽涉到神經和肌肉雙方面。

● **職能治療師**（Occupational Therapist，簡稱 OT）：專精於改善小肌肉運動和社會適應技能發展的治療師。

● **口腔動作**（Oral Motor）：關係到口腔內部及周遭肌肉的動作。

- **蠕動**（peristalsis）：腸道將食物沿著消化道推進的正常活動。
- **表現型**（phenotype）：生物表現於外的可見外觀，取決於環境與基因，尤其是受到基因影響表現於外的特徵。
- **物理治療師**（Physical Therapist，簡稱PT）：專精於改善大肌肉運動技能的治療師。
- **阿雷格里港**（Porto Alegre）：巴西最南端的一座海港城市。
- **小胖威利症**（Prader Willi Syndrome）：一種遺傳疾病，症狀包括肥胖、不孕、肌肉張力低下，以及輕度心智遲緩。
- **呼吸法**（pranayama）：瑜伽的呼吸練習。
- **俯臥**（prone）：正面或臉部朝下趴著。
- **反射**（reflex）：對諸如碰觸、按壓或關節屈伸等刺激做出的不自主反應動作。
- **脊椎側彎**（scoliosis）：脊椎異常的橫向彎曲。
- **特殊需求**（Special Needs）：由於一個人的障礙而產生的需求。
- **口語／語言治療師**（Speech/language Pathologist）：致力於改善口語、語言乃至於口腔動作技能的治療師。
- **斜視**（strabismus）：眼睛活動不協調，導致內斜視（鬥雞眼）和（或）外斜視。
- **仰臥**（supine）：背朝下躺著。
- **治療師**（therapist）：訓練有術的專業人員，致力於克服疾病和／或障礙的影響。
- **上肢**（Upper Extremities）：雙手和雙臂。
- **對焦**（Visual Accommodation）：眼睛自動調整焦距。
- **《瑜伽經》**（*Yoga Sutras of Patanjali*）：一份古老的文獻，內容提供瑜伽科學所有層面的基本指示。

# 參考書目

Bell, Lorna, Eudora Seyfer, and Loena Belland. *Gentle Yoga for People with Arthritis, Stroke Damage, M. S., or People in Wheelchairs*. Gentle Yoga, 1990.
Dewhurst-Maddock, Olivea. *The Book of Sound Therapy*. New York:
Simon & Schuster, 1983.
Geralis, Elaine, ed. *Children with Cerebral Palsy: A Parents' Guide*. Bethesda: Woodbine House, 1991.
Iyengar, B. K. S. *Yoga Cien por Cien*. Barcelona: Editorial Miguel Arimany S. A., 1980.
Kuvalayananda, Swami. *Asanas*. Lonavala, India: Kaivalydhama, 1982.
Lidell, Lucy. *The Sivananda Companion to Yoga*. New York: Simon & Schuster Inc., 1983.
Monro, Robin. *Yoga for Common Ailments*. Fireside, 1991.
Samskrti and Veda. *Hatha Yoga Manual I*. Honesdale, Pennsylvania: The Himalayan International Institute of Yoga Science and Philosophy, 1977.
Satchidananda, Swami. *Integral Yoga Hatha*. Buckingham, VA: Integral Yoga Publications, 1995.
——. *The Yoga Sutras of Patanjali*. Buckingham, VA: Integral Yoga Publications, 1990.
Selikowitz, Mark. *Down Syndrome: The Facts*. Oxford University Press, 1990.
Sivananda, Swami. *A Ciência do Pranayama*. São Paulo: Editora Pensamento, 1993.
Smith, Sally L. *No Easy Answers: The Learning Disabled Child at Home and at School*. New York: Bantam, 1995.
Stray-Gundersen, Karen. *Babies with Down Syndrome: A New Parents Guide*. Bethesda: Woodbine House, 1987.
Stray-Gundersen, Karen, ed. *Babies with Down Syndrome (The Special Needs Collection)*. Bethesda: Woodbine House, 1995.
Sumar, Sivakami Sonia. *Yoga para a Criança Especial*. São Paulo: Ground, 1994.
Sumar, Sonia. *Yoga para Excepcionais*. São Paulo: Global/Ground, 1983.

**Yoga for the Special Child®, LLC**
4812 Benchmark Court
Sarasota, FL 34238

Tel: (941) 925-9677
Fax: (941) 925-9433
E-mail: info@specialyoga.com
Website: www.specialyoga.com

Copyright © 2017 by Sonia Sumar
Complex & Simplified Chinese translation copyright © by Oak Tree Publishing.
All Rights Reserved.

眾生系列　JP0127

# 特殊兒童瑜伽：唐氏症、腦性麻痺、泛自閉症及學習障礙嬰幼兒療癒法

作　　　者／索妮亞‧蘇瑪（Sonia Sumar）
譯　　　者／祁怡瑋
責 任 編 輯／游璧如
業　　　務／顏宏紋

總 編 輯／張嘉芳
出　　　版／橡樹林文化
　　　　　　城邦文化事業股份有限公司
　　　　　　104台北市民生東路二段141號5樓
　　　　　　電話：(02)2500-7696　傳眞：(02)2500-1951
發　　　行／英屬蓋曼群島商家庭傳媒股份有限公司城邦分公司
　　　　　　104台北市中山區民生東路二段141號2樓
　　　　　　客服服務專線：(02)25007718；25001991
　　　　　　24小時傳眞專線：(02)25001990；25001991
　　　　　　服務時間：週一至週五上午09:30～12:00；下午13:30～17:00
　　　　　　劃撥帳號：19863813　戶名：書虫股份有限公司
　　　　　　讀者服務信箱：service@readingclub.com.tw
香港發行所／城邦（香港）出版集團有限公司
　　　　　　香港灣仔駱克道193號東超商業中心1樓
　　　　　　電話：(852)25086231　傳眞：(852)25789337
　　　　　　Email: hkcite@biznetvigator.com
馬新發行所／城邦（馬新）出版集團【Cité (M) Sdn.Bhd. (458372 U)】
　　　　　　41, Jalan Radin Anum, Bandar Baru Sri Petaling,
　　　　　　57000 Kuala Lumpur, Malaysia.
　　　　　　電話：(603) 90578822　傳眞：(603) 90576622
　　　　　　Email：cite@cite.com.my

封面設計／兩棵酸梅
內文排版／歐陽碧智
印　　刷／中原造像股份有限公司

初版一刷／2017年5月
ISBN／978-986-5613-45-7
定價／380元

城邦讀書花園
www.cite.com.tw

版權所有‧翻印必究（Printed in Taiwan）
缺頁或破損請寄回更換

國家圖書館出版品預行編目（CIP）資料

特殊兒童瑜伽/ 索妮亞‧蘇瑪（Sonia Sumar）著；祁怡瑋
譯. -- 初版. -- 臺北市：橡樹林文化，城邦文化出版：家
庭傳媒城邦分公司發行, 2017.05
　面；　公分. --（眾生：JP0127）
譯自：Yoga for the special child : a therapeutic approach
　　　for infants and children with down syndrome,
　　　cerebral palsy, and learning disabilities
ISBN 978-986-5613-45-7（平裝）

1.瑜伽　2.親子

411.15　　　　　　　　　　　　　　106006374

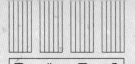

廣 告 回 函
北區郵政管理局登記證
北 台 字 第 10158 號

郵資已付　免貼郵票

104 台北市中山區民生東路二段 141 號 5 樓

城邦文化事業股份有限公司

橡樹林出版事業部　收

---

請沿虛線剪下對折裝訂寄回，謝謝！

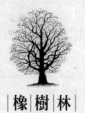

|橡|樹|林|

書名：特殊兒童瑜伽　書號：JP0127

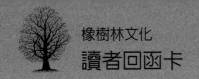

橡樹林文化
# 讀者回函卡

感謝您對橡樹林出版社之支持，請將您的建議提供給我們參考與改進；請別忘了給我們一些鼓勵，我們會更加努力，出版好書與您結緣。

姓名：＿＿＿＿＿＿＿＿＿＿＿＿ □女 □男 生日：西元＿＿＿＿＿年

Email：＿＿＿＿＿＿＿＿＿＿＿＿＿＿＿＿＿＿＿＿＿

● 您從何處知道此書？

□書店 □書訊 □書評 □報紙 □廣播 □網路 □廣告 DM □親友介紹

□橡樹林電子報 □其他＿＿＿＿＿＿＿＿＿

● 您以何種方式購買本書？

□誠品書店 □誠品網路書店 □金石堂書店 □金石堂網路書店

□博客來網路書店 □其他＿＿＿＿＿＿＿

● 您希望我們未來出版哪一種主題的書？（可複選）

□佛法生活應用 □教理 □實修法門介紹 □大師開示 □大師傳記

□佛教圖解百科 □其他＿＿＿＿＿＿＿＿

● 您對本書的建議：

＿＿＿＿＿＿＿＿＿＿＿＿＿＿＿＿＿＿＿＿＿＿＿＿＿＿

＿＿＿＿＿＿＿＿＿＿＿＿＿＿＿＿＿＿＿＿＿＿＿＿＿＿

＿＿＿＿＿＿＿＿＿＿＿＿＿＿＿＿＿＿＿＿＿＿＿＿＿＿

＿＿＿＿＿＿＿＿＿＿＿＿＿＿＿＿＿＿＿＿＿＿＿＿＿＿

非常感謝您提供基本資料，基於行銷及客戶管理或其他合於營業登記項目或章程所定業務需要之目的，家庭傳媒集團（即英屬蓋曼群商家庭傳媒股份有限公司城邦分公司、城邦文化事業股份有限公司、書虫股份有限公司、墨刻出版股份有限公司、城邦原創股份有限公司）於本集團之營運期間及地區內，將不定期以 MAIL 訊息發送方式，利用您的個人資料於提供讀者產品相關之消費與活動訊息，如您有依照個資法第三條或其他需服務之務，得致電本公司客服。

我已經完全瞭解左述內容，並同意本人資料依上述範圍內使用。

＿＿＿＿＿＿＿＿＿＿＿＿＿＿（簽名）